Gleichgewichtsdiagnostik

Michael Reiß
Gilfe Reiß

Gleichgewichts-
diagnostik

Videonystagmographie und neue Untersuchungsmethoden

Mit Beiträgen von Frank Waldfahrer

Mit 69 größtenteils farbigen Abbildungen

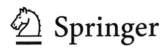 Springer

Michael Reiß
Klinik für HNO-Heilkunde
Elblandklinikum Radebeul
Radebeul

Gilfe Reiß
Klinik und Poliklinik für Neurochirurgie
Universitätsklinikum Dresden
Dresden

ISBN 978-3-662-45324-7   ISBN 978-3-662-45325-4 (eBook)
DOI 10.1007/978-3-662-45325-4

Die Deutsche Nationalbibliothek verzeichnet diese Publikation in der Deutschen Nationalbibliografie;
detaillierte bibliografische Daten sind im Internet über ▶ http://dnb.d-nb.de abrufbar.

Umschlaggestaltung: deblik Berlin
Fotonachweis Umschlag: © PD Dr. Michael Reiß, Eblandklinikum Radebeul
Satz: Crest Premedia Solutions (P) Ltd., Pune, India

Gedruckt auf säurefreiem und chlorfrei gebleichtem Papier

Springer-Verlag ist Teil der Fachverlagsgruppe Springer Science+Business Media
(www.springer.com)

Vorwort

Schwindel und Gleichgewichtsstörungen sind nach Kopfschmerzen das häufigste Symptom, das zu einem Arztbesuch führt. Die Diagnostik von Schwindel und Gleichgewichtsstörungen ist interdisziplinär geprägt und tangiert eine Reihe von Fachgebieten. Verschiedene diagnostische Teilbereiche müssen bei der Untersuchung berücksichtigt werden. Dazu zählen neben der Anamnese und der klinischen Untersuchung auch die apparativen Verfahren. Die kalorische Videonystagmographie (VNG) ist hierbei ein wichtiger Teilaspekt.

Die Idee, ein Buch über die kalorische VNG zu schreiben, entstand bereits schon vor vielen Jahren. Nach der stürmischen Entwicklung der apparativen Techniken und vor allem der videobasierten Einführung des Kopfimpulstestes erschien uns die alleinige Abhandlung des ursprünglich vorgesehenen Themas als zu unvollständig und zu einseitig. Da auch mit der Kalorik nur einer von insgesamt fünf Rezeptoren erfasst wird, hatten wir uns entschlossen, nicht nur weitere apparative Verfahren mit aufzunehmen, sondern auch vor allem die modernen bzw. aktuellen Methoden zu berücksichtigen. Zudem sind in den letzten Jahren im deutschsprachigen Raum kaum Bücher zur Vestibularisdiagnostik erschienen, obwohl sich auf dem Gebiet der Diagnostik viel getan hat.

Andererseits gibt es verschiedene Gründe, sich mit der kalorischen VNG zu befassen bzw. eine neue Abhandlung zu verfassen:

- Es ist nach wie vor eine wichtige und einfache Untersuchungsmethode.
- Die Methode ist weit verbreitet.
- Es ist die älteste Form der seitengetrennten Funktionsuntersuchung des Gleichgewichtssystems.
- Die Palette ist hinsichtlich der Befunde weit gefächert.
- Die meisten Darstellungen in der Literatur beziehen sich nur auf die Nystagmusfrequenz oder die Elektronystagmographie (ENG) und nicht auf die Geschwindigkeit der langsamen Phase (GLP) und die VNG.
- Es existieren nur wenige Zusammenstellungen bezüglich der Ergebnisse der kalorischen Untersuchung.
- Vor allem jüngere, aber auch erfahrene Kollegen haben immer wieder Probleme bei der Interpretation der Ergebnisse.

Daher soll der kalorischen Prüfung in diesem Buch ein breiter Raum eingeräumt werden. Ein Ziel ist es, die wichtigsten Ergebnisse der Kalorik zusammenzustellen, wobei es sich nur um eine Auswahl handeln kann.

Da Anamnese und klinische Untersuchung durch die apparativen Tests nicht ersetzt werden können und einen wichtigen Bestandteil der Diagnostik darstellen, kann natürlich auf deren Darstellung nicht verzichtet werden. Wir möchten hier noch einmal daran erinnern bzw. bekräftigen, dass Anamnese und klinische Untersuchung nach wie vor an erster Stelle der Diagnostik stehen und die wichtigsten diagnostischen Werkzeuge darstellen. Anatomische und physiologische Aspekte werden als Grundlage der Diagnostik ebenfalls besprochen und runden das Buch ab. Im letzten Buchabschnitt werden noch einmal die Untersuchungen bei Schwindelbeschwerden allgemein, das Vorgehen beim akuten Schwindel und die diagnostischen Besonderheiten bei den einzelnen Krankheitsbildern zusammengefasst.

Dieses Buch ist somit eine Bestandsaufnahme der thermischen Prüfung und des derzeitigen Stands der Gleichgewichtsdiagnostik aus Hals-Nasen-Ohrenärztlicher Sicht. Die Behandlung von Schwindel und Gleichgewichtsstörungen wurde dagegen von den Herausgebern bereits in einem anderen Buch 2010 (2. Auflage) dargestellt.

Wiederholungen im Text und in den einzelnen Abschnitten sind zum besseren Verständnis beabsichtigt, auch um die Kapitel in sich geschlossen darzustellen.

Es ist den Herausgebern eine angenehme Pflicht, den zahlreichen Helfern, die direkt und indirekt an der Entstehung des Buches beteiligt waren, ihren Dank auszusprechen. Unseren ganz besonderen Dank gilt Herrn Kollegen Waldfahrer, Erlangen, mit dem wir schon öfter zusammengearbeitet haben, und der wie immer ganz unproblematisch und in hervorragender Qualität die Kapitel über die apparative und über die neue Diagnostik verfasst hat.

Ganz besonders danken wir den Mitarbeiterinnen der Funktionsdiagnostik des Klinikums Radebeul, die über Jahre mit hohem Engagement und sehr gewissenhaft die Untersuchungen bei den Patienten durchführten.

Dem Springer-Verlag und seinen Mitarbeitern – stellvertretend Herrn Dr. Richter – und dem Lektor, Herrn Andreas Spector, möchten wir für die ausgezeichnete Zusammenarbeit, für die verständnisvolle und unermüdliche Hilfe sowie die Geduld bei der Umsetzung des Buches recht herzlich danken.

Michael Reiß
Gilfe Reiß
Radebeul und Dresden, im Juni 2015

Abkürzungsverzeichnis

a-VOR	angulärer vestibulookulärer Reflex
BPLS	benigner paroxysmaler Lagerungs-schwindel
CISS	constructive interference in steady state
CNG	Computernystagmographie
CT	Computertomographie
CTSIB	clinical test of sensory interaction and balance
c-VEMP	zervikal vestibulär evozierte myogene Potenziale
ENG	Elektronystagmographie
GA	Gesamtamplitude
GLP	Geschwindigkeit der langsamen Phase
HINTS	head impulse test - nystagmus - skew deviation
h-VOR	vestibulookulärer Reflex des horizontalen Bogengangs
KIT	Kopfimpulstest
LARP	linker anteriorer und rechter posteriorer Bogengang
l-VOR	linearer vestibulookulärer Reflex
MCT	motorischer Kontroll-Test
MRT	Magnetresonanztomographie
o-VEMP	okulär vestibulär evozierte myogene Potenziale
OTR	ocular tilt reaction
PAN	positional alcohol nystagmus, positionaler Alkoholnystagmus
PENG	Photo-Elektro-Nystagmographie
RALP	rechter anteriorer und linker posteriorer Bogengang
RÜ	Richtungsüberwiegen
SD	Seitendifferenz
SPN	Spontannystagmus
v-KIT	Video-Kopfimpulstest
VEMP	vestibulär evozierte myogene Potenziale
VNG	Videonystagmographie
VOG	Videookulographie
VOR	vestibulookulärer Reflex

Inhaltsverzeichnis

Serviceteil

Autorenverzeichnis

Reiß, Gilfe, Dr. med.
Klinik und Poliklinik für Neurochirurgie
Universitätsklinikum Dresden
Fetscherstraße 74
01307 Dresden
gilfe.reiss@uniklinikum-dresden.de

Reiß, Michael, PD Dr. med. habil.
Klinik für HNO-Heilkunde, Kopf- und Halschirurgie
Elblandkliniken Stiftung & Co.KG
Elblandklinikum Radebeul
Heinrich-Zille-Straße 13
01445 Radebeul
michael.reiss@elblandkliniken.de

Waldfahrer, Frank, Dr. med.
Hals-Nasen-Ohren-Klinik, Kopf- und Halschirurgie
Universitätsklinikum Erlangen
Waldstraße 1
91054 Erlangen
frank.waldfahrer@uk-erlangen.de

Anatomische und physiologische Grundlagen

Michael Reiß, Gilfe Reiß

M. Reiß, G. Reiß, *Gleichgewichtsdiagnostik,*
DOI 10.1007/978-3-662-45325-4_1, © Springer-Verlag Berlin Heidelberg 2015

1

1.1   Anatomie

Phylogenetisch ist das Gleichgewichtsorgan eines der ältesten Sinnessysteme, wenn nicht das älteste überhaupt. Vor über 600 Millionen Jahren gab es bereits beim Hohltier Statozysten zur Wahrnehmung der Schwerkraft. Beim Menschen wird das Ohr in der Embryonalentwicklung als erstes aller Sinnesorgane angelegt. Die Entwicklung des Innenohrs beginnt in der 6. Woche.

> Zum Gleichgewichtssystem gehören das Vestibularorgan, der Vestibularnerv und die Vestibulariskerne im Hirnstamm.

Im Innenohr jeder Seite befindet sich jeweils ein Gleichgewichtsorgan mit seinen Teilorganen, die in Form des knöchernen Labyrinths im Felsenbein eingebettet sind. Der cochleäre Anteil des Labyrinths liegt vorne und die Bogengänge hinten. Beide bilden eine Längsachse, die von hinten oben lateral nach vorn unten medial verläuft. Die Cochlea befindet sich demnach vorne medial und die Bogengänge hinten lateral.

Das knöcherne Labyrinth besteht aus sehr festem enchondralen Knochen, welcher nach Frakturen nicht in der Lage ist, Kallus zu bilden. Das häutige Labyrinth besteht aus den Bogengängen, den drei Drehbeschleunigungsrezeptoren, sowie den Otolithenapparaten Sakkulus, den zwei Linearbeschleunigungsmessgeräten, und enthält Peri- und Endolymphe.

Man unterscheidet die folgenden Bogengänge
- **Seitlicher, horizontaler bzw. lateraler (vor allem aus chirurgischer Sicht) Bogengang.** Dieser wird auch als horizontaler bezeichnet, obwohl er bei aufrechter Körperhaltung nicht genau waagerecht liegt. Er steht zur Körperachse in einem Winkel von 60°. Erst bei Vorwärtsneigung des Kopfes um 30° liegt der laterale Bogengang horizontal. Beachtet werden sollte seine Lage zum Antrum mastoideum und zum N. facialis.

- **Vorderer bzw. oberer (ebenfalls aus chirurgischer Sicht), anteriorer bzw. superiorer Bogengang.** Dieser ist vertikal ausgerichtet und erreicht als Eminentia arcuata die mittlere Schädelgrube.
- **Hinterer bzw. posteriorer Bogengang.** Dieser steht ebenfalls vertikal, befindet sich jedoch rechtwinklig zum oberen Bogengang.

Die Bogengänge münden mit den fünf Öffnungen in den Utrikulus. Der hintere Bogengang reicht mit seinem unteren Schenkel und der Ampulle am weitesten nach unten und stellt damit für Otokonien eine Prädiktionsstelle dar.

Die drei Bogengänge stehen annähernd in den drei Hauptrichtungen des Raumes und repräsentieren die einzelnen Dimensionen. Sie registrieren die Bewegungsreize in den drei Raumrichtungen bei Bewegungen des Kopfes.

Die Hauptachsen der beiden Otolithenorgane Sakkulus und Utrikulus stehen in einem Winkel von 90° zueinander, wobei der Sakkulus senkrecht steht. Zur Horizontalen bilden der horizontale Bogengang und der Utrikulus einen nach vorne offenen Winkel von 30°. Beim Gehen vor allem auf unebener Fläche wird der Kopf leicht nach vorne geneigt, sodass die horizontalen Bogengänge weitestgehend horizontal ausgerichtet sind. Dadurch wird eine optimale Arbeitsebene erzielt.

Die vertikalen Bogengänge sind so angeordnet, dass sich der rechte anteriore und der linke posteriore Bogengang in einer Ebene befinden. Diese optimalen Stimulationsebenen bezeichnet man entsprechend der Lage als RALP- (rechter anteriorer und linker posteriorer Bogengang) und als LARP-Ebene (linker anteriorer und rechter posteriorer Bogengang). Zueinander gehörige Bogengänge einer Ebene werden damit immer gemeinsam beschleunigt, und zwar immer in entgegengesetzter Richtung bzw. mit entgegengesetztem Vorzeichen.

Die Sinnesepithelien des vestibulären Labyrinths befinden sich in den Ampullen der drei Bogengänge und im Otolithenapparat. Man unterscheidet zwei Typen von Haarzellen beim Menschen: die flaschenförmigen Typ-I-Haarzellen und die zylindrisch geformten Typ-II-Haarzellen. Diese sind von Endolymphe umgeben. Beide Typen funktionieren als mechanosensorische Rezeptoren, wobei nach Reizung durch Dreh- oder Linearbeschleunigung die mechanoelektrische Transduktion erfolgt.

Der Rezeptorpol beider Zelltypen enthält Stereozilien, welche bei der Aufsicht hexagonal angeordnet sind. Der adäquate Reiz ist eine Scherbewegung der Sinneshärchen. Lateral des Stereozilienbündels befindet sich eine Kinozilie. Eine Verbiegung in Richtung Kinozilie führt zu einer Depolarisation, die Bewegung in die entgegengesetzte Richtung zur Hyperpolarisation.

Die Ampulle stellt das eigentliche Rezeptororgan des jeweiligen Bogengangs dar und reagiert auf Drehbeschleunigung. Der Rezeptor besteht aus der als Membran fungierenden Cupula (lat. kleine Tonne), welche auf der Crista ampullaris gelagert ist und der Ampullenwand fest anliegt und damit den Endolymphschlauch abdichtet. Die Cupula ist das wichtigste Bindeglied der Reizübertragung von der Endolymphbewegung zu den Haarzellen, d. h. von der mechanischen Bewegung zu der Reiztransformation. Die Bewegung wird durch den subcupularen Raum ermöglicht. Zusätzlich soll der obere Teil der Ampulle mit Polysacchariden, welche den Flüssigkeitsstrom auf den unteren Teil der Cupula lenken, angefüllt sein. Die Haare der Sinneszellen verlaufen durch den subcupularen Raum hindurch und ragen in die Cupula hinein, sodass eine Verschiebung der Cupula auf der Crista zu einer Verbiegung der Sinneshaare führt und eine Erregung der Sinneszellen auslöst. Die Cupula wirkt wie eine Membran. Sie ist am Dach und auch an den Seitenwänden der Ampulle befestigt, kann aber bei Drehbeschleunigungen dem Druck der Endolymphe an ihrem seitlichen Rand und am Unterrand, d. h. wo die Sinneshaarzellen Kontakt mit der Cupula haben, nachgeben. Es erfolgt dadurch eine segelartige Ausbuchtung besonders im mittleren und unteren Bereich, die die vestibulären Sinneszellen erregt, jedoch keine wie früher angenommene schwingtürartige Bewegung, da die Cupula vor allem am Dach angeheftet ist.

Die Endolymphströmungen werden entsprechend der Richtung als utrikulopetal, d. h. in Richtung Utrikulus bzw. ampullofugal, d. h. von der Ampulle weggerichtet bezeichnet.

Die Otolithenorgane sind Maculae bzw. Sinneszellen im Vestibulum des Labyrinths. Sie dienen der Messung geradliniger Beschleunigungen und der Schwerkraft. Die Maculae sind mit einer Membran mit prismatischen Kalziumkarbonatkristallen in Form von Calcit, den sog. Otolithen (Statokonien, Statolithen bzw. Otokonien, Ohrsteinchen) bedeckt, wobei sie wahrscheinlich über Molekülfibrillen mit der Gallertschicht verbunden sind. Die kleinen Kalksteinchen haben ein etwa 2,7-mal höheres spezifisches Gewicht als die umgebende Endolymphe und einen Durchmesser von 2–5 μm.

Die einzelnen Informationen aus den verschiedenen vestibulären Rezeptoren fließen über den N. vestibularis in den vestibulären Kernen der Medulla oblongata zusammen. Die Afferenzen der Rezeptoren des horizontalen und des vorderen Bogengangs sowie des Utrikulus münden in den N. vestibularis superior und die des hinteren Bogengangs und des Sakkulus in den N. vestibularis inferior. Der obere Sakkulus gibt ebenfalls einen kleinen Ast zum N. vestibularis superior (Ramus sacculi, »Voit's nerve«) ab.

Die Kenntnis der Innervation ist wichtig für das Verständnis kompletter und partieller peripherer vestibulärer Störungen.

> **Anteriore, horizontale Ampulle (N. ampullaris anterior, N. ampullaris lateralis) und Utrikulus → N. vestibularis superior**
> **Hintere Ampulle (N. ampullaris posterior = N. singularis) und Sakkulus → N. vestibularis inferior**

Man unterscheidet insgesamt 4 Vestibulariskerne:
- Nucleus vestibularis superior (Bechterew-Kern: Blickfeldmotorik)
- Nucleus vestibularis lateralis (Deiters-Kern: Stützmotorik)
- Nucleus vestibularis medialis (Roller-Kern)
- Nucleus vestibularis inferior (Schwalbe-Kern)

Die Kerne nehmen nicht nur vestibuläre Reize auf, sondern auch Bewegungsinformationen aus den visuellen und propriozeptiven Sinnessystemen ent-

1

gegen. Die Kerngebiete links und rechts sind durch Kommissurenfasern verbunden. Die bilaterale Verbindung ist für die Kompensation einseitiger Labyrinthausfälle verantwortlich.

1.2 Physiologische und pathophysiologische Aspekte

1.2.1 Funktion des Gleichgewichtssystems

Die Funktion des Gleichgewichtssystems wird vom Gesunden kaum wahrgenommen, da die meisten der Leistungen automatisch ablaufen. Erst bei Störungen meldet sich das Gleichgewichtssystem sehr eindrucksvoll in Form von Schwindelgefühl und vegetativen Störungen. Das Gleichgewichtsorgan ist weiterhin ein Sinnessystem mit verschiedenen Aufgaben, ohne dass es eine einzelne Aufgabe allein erfüllen kann:

- räumliche Orientierung (Information über die Stellung des Kopfes im Raum oder Bewegungen der Umwelt – perzeptiv)
- Informationen über das Einwirken von linearen und angulären Beschleunigungskräften
- die Koordination und Regulation der Augenbewegungen (damit bei Kopfbewegungen ein Blickziel möglichst schnell und scharf gesehen werden kann – okulomotorisch)
- die Koordination von Bewegungsabläufen durch Einflüsse auf die Skelettmuskulatur
- die Gewährleistung eines Reflextonus (Stabilisierung der Körperhaltung – postural)

Die drei Bogengänge reagieren auf Drehbeschleunigungen in Form von angulären Reizen. Kopfbewegungen führen aufgrund der Trägheit der Endolymphe zu einer Flüssigkeitsbewegung in den Bogengängen. Der horizontale Bogengang wird am häufigsten stimuliert und stellt auch den empfindlichsten Rezeptor dar. Typische Stimulationsformen für diesen Bogengang sind Kopfschütteln, Körperdrehungen wie beim Walzertanzen oder Hin- und Herdrehen auf einem Drehstuhl. Durch Beschleunigungsreize wird ein in der Ebene des Bogengangs schlagender Nystagmus erzeugt, wobei die langsame Komponente der Strömungsrichtung der Endolymphe entspricht.

Die Otolithenorgane sind Rezeptoren für lineare Beschleunigungen (geradlinige Bewegungen oder Kopfkippungen). Ein Beispiel ist die Gravitation bei Normalstellung des Kopfes. Der Sakkulus wird vorwiegend durch vertikale, wie z. B. beim Fahrstuhlfahren, und der Utrikulus durch horizontale lineare Beschleunigungen, wie z. B. beim Anfahren oder Abbremsen eines Fahrzeuges, stimuliert. Je nach Ausrichtung des Körpers registrieren beide Rezeptoren die Schwerkraft bzw. Erdbeschleunigung. Allerdings können nach Albert Einstein lineare Beschleunigungssensoren wie die Otolithenorgane nicht zwischen Schwerkraft (»tilt«) und zwischen linearer Beschleunigung (»translation«) differenzieren. Das Gehirn ist aber in der Lage, durch andere Sensoren, wie z. B. durch die Bogengänge, sogar im Dunkeln die richtige Körperbewegung zu rekonstruieren.

> ❯ Der Bogengangsapparat registriert Winkelbeschleunigungen und der Otolithenapparat Linearbeschleunigungen (Sakkulus: vertikal, Utrikulus: horizontal).

1.2.2 Augenbewegungssysteme

Das vestibuläre System muss gewährleisten, fixe oder bewegte Ziele auch bei Bewegungen des Körpers oder bei Erschütterungen visuell fixieren oder verfolgen zu können. Weiterhin müssen auch Entfernungen korrigiert werden. Verschiedene Systeme der Augenbewegung sind dafür verantwortlich:

- Der vestibulookuläre Reflex (VOR): Blickstabilisierung der optischen Wahrnehmung während Bewegungen des Kopfes und des Körpers durch kompensatorische Augenbewegungen.
- Das sakkadische System: Sakkaden sind schnelle Augenbewegungen (Geschwindigkeit: 200–700°/s), die willkürlich (um schnell ein Objekt in den Bereich der Fovea zu bekommen) oder unwillkürlich (schnelle Rückstellbewegung beim Nystagmus) auftreten können (Körper und fixiertes Bild bewegen sich nicht).

— Das Blickfolgesystem (langsame Blickfolge): ist für langsame Augenbewegung zur Verfolgung von bewegten Sehzielen zuständig (ohne eine Eigenbewegung).

— Das Vergenzsystem: Verantwortlich für die Zielfixation bei Änderung einer Entfernung (Konvergenz: nasale Bewegung beider Augen – Sehachsen werden zusammengeführt; Divergenz: Augen werden nach temporal bewegt, Sehachsen auseinander geführt).

Der VOR dient dazu, die Position der Augen im Raum bei Kopfbewegungen und damit die Projektion der visuellen Eindrücke auf der Netzhaut zu stabilisieren. Während einer Drehung des Kopfes um 15° nach rechts ruft der VOR eine Drehung der Augen um 15° nach links hervor. Weit entfernte Objekte bleiben damit stabil auf der Netzhaut. Bei der visuellen Stabilisierung näherer Objekte müssen sich dagegen die Augen weiter drehen als der Kopf.

Dieser Reflex kontrolliert nicht die absolute Position der Augen, sondern die Geschwindigkeit. Der VOR ist einer der schnellsten Reflexe, den der Mensch besitzt (im Vergleich zum Blickfolgesystem fünfmal schneller – 75 ms versus 15 ms Reaktionszeit), und ist über einen Reflexbogen aus drei Neuronen verschaltet (3-Neuronen-Reflexbogen). Bei diesem Bogengangreflex werden durch Kopfdrehung kompensatorische Augenbewegungen ausgelöst. Gerade bei schnellen und sich laufend ändernden Kopfbewegungen ist eine sehr kurze Reaktionszeit erforderlich.

Der Reflex gibt die Informationen vom peripheren Labyrinth über den Vestibularisnerven (**1. Neuron im zweiteiligen Ganglion vestibulare** im inneren Gehörgang), das Vestibulariskerngebiet, die vestibulären Projektionen im Hirnstamm (**2. Neuron im Vestibulariskerngebiet**) an die Kerngebiete der okulomotorischen Hirnnerven bzw. **sog. Effektorneuron im Bereich der Augenmuskelkerne** (N. oculomotorius, N. trochlearis, N. abducens – **3. Neuron der okulomotorischen Motoneurone**) der Gegenseite weiter. Der 3-Neuronen-Reflexbogen stellt das Kernstück des VOR dar.

Man unterscheidet drei Hauptarbeitsebenen des VOR bzw. der von ihm generierten Augenbewegungen:

— Horizontal – bei Kopfbewegungen um die vertikale Körperlängs-(Z)-Achse (Yaw) (horizontaler VOR)

— Vertikal – Beugung und Reklination des Kopfes in sagittaler Richtung um die horizontale binaurale (durch beide Ohren zu denkende) Y-Achse (Pitch) (vertikaler VOR)

— Torsionell – bei seitliche Bewegungen des Kopfes um die Seh-(X)-Achse (Roll) (torsioneller VOR)

Diese Hauptarbeitsebenen spielen bei der Klassifizierung des zentralen Schwindels eine wichtige Rolle.

Bei den meisten Kopfdrehungen sind alle Bogengänge beteiligt, wobei es jedoch eine gewisse Arbeitsteilung gibt. Der VOR in der Horizontalebene (Yaw-Ebene) wird vom horizontalen Bogengangspaar und der VOR in der Roll- und der Pitch-Ebene wird von den vertikal angeordneten anterioren/posterioren Bogengängen versorgt. Die vertikalen Arbeitsebenen Pitch und Roll werden durch die Verschaltung der in der Sagittalen gelegenen beiden vertikalen Bogengänge erregt. Da sich der horizontale Bogengang in einem Winkel von 60° zur Körperachse befindet, ist letztendlich kein Bogengang exakt in den drei Hauptarbeitsebenen des VOR angeordnet.

Bei den geradlinigen Bewegungen (Translationen) unterscheidet man:

— oben ↔ unten
— rechts ↔ links
— vorn ↔ hinten

Aus funktioneller Sicht kann man demzufolge je nach dem beteiligten Sensor einen angulären VOR (a-VOR) von einem linearen VOR (l-VOR) unterscheiden. Der l-VOR erfasst lineare Beschleunigungen in Bezug auf die Schwerkraft, welche durch die Otolithenorgane gemessen werden. Der a-VOR und der l-VOR sind eng miteinander verflochten und garantieren neben der Blickstabilisierung auch eine stabile Körperhaltung. Mit dem VOR wird im Allgemeinen der a-VOR gemeint.

❯ **Der VOR ist in allen Richtungen des dreidimensionalen Raums aktiv. Kopfrotationen werden durch die Bogengänge und Transla-**

tionsbeschleunigungen bzw. Beschleunigungen relativ zur Schwerkraft werden durch die Otolithenorgane registriert.

Amplitude und Geschwindigkeit der Augenbewegung sind kompensatorisch der jeweiligen Kopfbewegung im dreidimensionalen Raum angepasst. So wird durch den VOR während einer Kopfbewegung die visuelle Umwelt stabil auf der Retina abgebildet bzw. das Blickfeld stabilisiert. Sonst würden Oszillopsien entstehen bzw. ein betrachtetes Objekt wäre während einer Bewegung an verschiedenen Retinaorten abgebildet. Außer der okulomotorischen Projektion des VOR besteht eine weitere zum vestibulären Kortex ziehende Projektion, die für die Raumorientierung und Wahrnehmung zuständig ist. Weiterhin existiert eine vestibulospinale Projektion, die vom Vestibulariskerngebiet über den Tractus vestibulospinalis medialis oder lateralis zieht und die für die Haltungsregulation verantwortlich ist. Der VOR verfügt damit über drei Schenkel: okulomotorische, perzeptive und posturale Schenkel. Diese können die einzelnen Symptome des vestibulären Schwindels erklären.

Der optimale Arbeitsbereich für den VOR beträgt etwa 1–16 Hz, d. h. er umfasst langsame und schnelle Bewegungen. Die kontinuierlich beanspruchte vestibuläre Rezeptorfunktion weist damit frequenzspezifische Arbeitsbereiche und eine zeitliche Dynamik auf. Die Orientierung im Raum, die Haltungsregulation und die Stabilisierung des Blickfeldes erfordern Signalstärken unterschiedlicher Frequenz. Das vestibuläre System wird in einem breiten Frequenzspektrum beansprucht, wobei niederfrequente Signale für die Speicherung bzw. Navigation erforderlich sind und höherfrequente Signale bei der Bewegung in Form von Gehen oder Laufen entstehen. Die dynamischen Anforderungen betragen bei geringer bis hoher Belastung 1–10 Hz und können unter stärkerer körperlicher Beanspruchungen über 10 Hz betragen. Der Dynamikbereich bzw. die nieder- und höherfrequenten Bereiche können mit verschiedenen Testverfahren untersucht werden. Z. B. wird mit der thermischen Prüfung nur der VOR im niederfrequenten Bereich (0,025–0,01 Hz) erfasst. Zum Vergleich Drehprüfungen: 1 Hz, Kopfschütteln: 2 Hz, Kopfimpulstest (KIT): 5–7 Hz.

1.2.3 Nystagmus

Unter einem Nystagmus versteht man unwillkürliche rhythmische Hin- und Her- bzw. Auf- und Abbewegungen der Augen. Meist sind beide, seltener auch nur ein Auge betroffen. Der Begriff Nystagmus stammt aus dem Griechischen (nystagmos = die Schläfrigkeit). Man unterscheidet zwei grundsätzliche Formen: den vestibulären Rucknystagmus (jerk nystagmus) und den Pendelnystagmus (pendular nystagmus). Ein Rucknystagmus ist durch die regelmäßige Abfolge von zwei verschiedenen Phasen gekennzeichnet. An eine langsame Augenbewegung in einer Richtung schließt sich eine rasche Augenbewegung in die entgegengesetzte an usw. Das langsame Abweichen der Augen aus einer bestimmten Position ist Ausdruck der zugrunde liegenden Störung, wodurch der Nystagmus ausgelöst wird. Die rasche Nystagmusphase ist die zentrale bzw. hirnstammgesteuerte Positionskorrektur. Die Schlagrichtung des Nystagmus wird nach der Richtung der raschen Phase bezeichnet. Diese Rückstellbewegung wird nicht durch das gleichgewichtsregulierende System bzw. den VOR hervorgerufen. Augenbewegungen, die nicht auf einem vestibulären Reiz zurückzuführen sind, können auf eine vestibuläre Fehlfunktion hinweisen.

Horizontale Augenbewegungen werden auf pontiner Ebene erzeugt, wohingegen vertikale Bewegungen zentraler im Bereich der rostralen Formatio reticularis generiert werden.

> ❯ **Die Nystagmen werden immer nach der schnellen Komponente benannt, obwohl es sich hierbei nur um eine reflektorische Rückstellbewegung der maximal ausgelenkten Augen handelt. Jedoch ist die schnelle Komponente visuell besser zu erfassen als die langsame. Das langsame Abweichen der Augen aus einer bestimmten Position ist Ausdruck der zugrunde liegenden Störung.**

Vestibuläre Zellen weisen im Gegensatz zu den auditorischen Haarzellen eine Ruhe- bzw. Spontanaktivität auf. Die Haarzellen senden also auch dann Potenziale, wenn es nicht zu einer Reizung kommt bzw. wenn sich der Kopf nicht bewegt. Dadurch wird durch eine Reduktion der Ruhefrequenz eine

Abbremsung und durch eine Erhöhung der Ruhefrequenz eine Beschleunigung ermöglicht. Die Änderung des Aktionspotenzials wird dann über die Nervenbahnen zentral weitergegeben. Zentral wird dann aus der beidseitigen Ruheaktivität eine Differenz gebildet. Beträgt sie null, bedeutet das, dass sich der Kopf nicht bewegt.

Eine utrikulopetale Cupulaauslenkung führt zu einer Depolarisation und bewirkt eine Steigerung der Spontanaktivität bzw. der Aktionspotenzialfrequenz (Exzitation) mit entsprechender Nervenreizung. Durch eine utrikulofugale Auslenkung der Cupula kommt es zu einer Hyperpolarisation und zu einer Verminderung der Aktionspotenzialrate (Inhibition). Über das mediale Längsbündel werden die Nervenimpulse zu den ipsilateralen Augenmuskelkernen fortgeleitet. Bei einer horizontalen Kopfdrehung wird aufgrund der Achsensymmetrie des peripheren Vestibularapparates der Bogengang der einen Seite aktiviert und auf der anderen Seite inhibiert. Eine Rotation nach rechts erzeugt damit am rechten Bogengang eine utrikulopetale Auslenkung der Cupula und es kommt zu einer langsamen Augenbewegung in die entgegengesetzte Richtung des Reizes. Zentral wird sogleich eine schnelle Rückstellbewegung des Auges bewirkt. Diese Bewegung entspricht der schnellen Phase des Nystagmus.

Es gibt drei wichtige Gesetzmäßigkeiten, die die Beziehung zwischen der Ebene der Bogengänge, der Richtung des Endolymphstroms und der Richtung der Augenbewegungen beschreiben. Diese wurden 1892 von Julius Richard Ewald vorgestellt und werden als Ewald'sche Gesetze bezeichnet.

Die Ewald'schen Gesetze
1. Ewald'sches Gesetz: Die Endolymphströmung ruft einen in der Ebene dieses Bogengangs schlagenden Nystagmus hervor, dessen langsame Komponente der Richtung der Strömung entspricht.
2. Ewald'sches Gesetz: Die Stimulation (»pull«) eines vestibulären Bogengangs ist wirksamer als dessen Hemmung (»push«). Im lateralen Bogengang ruft die ampullopetale Strömung eine stärkere Wirkung als die ampullofugale hervor. Im anterioren und posterioren Bogengang kommt es durch die ampullofugale Strömung zu einer stärkeren Wirkung als durch die ampullopetale (auch als 3. Ewald'sches Gesetz bezeichnet).

Die Raumebene eines Bogengangs korreliert mit einer Hauptzugrichtung eines verschalteten Augenmuskels (1. Ewald'sches Gesetz):
- Horizontaler Bogengang: horizontale Augenbewegung
- Oberer bzw. vorderer Bogengang: Bewegung der Augen nach oben, mit Drehung weg vom stimulierten Bogengang
- Hinterer Bogengang: Bewegung der Augen nach unten, mit Drehung weg vom stimulierten Bogengang

Das 2. Ewald'sche Gesetz basiert auf zwei Verbindungsarten zwischen den Bogengängen und dem Hirnstamm. Eine Verbindung weist eine lineare neuronale Aktivität auf, d. h. bei gleicher Kopfdrehung nach rechts und nach links ist die Zu- und Abnahme des Aktionspotenzials gleich groß. Die zweite Verbindung ist nichtlinear und reagiert vor allem auf eine ipsilaterale Beschleunigung. Die Unterfunktion eines horizontalen Bogengangs führt zu einer Asymmetrie der vestibulären Reizung mit einer erhöhten Abnahme des vestibulären Signals bei Drehung des Kopfes zur betroffenen Seite. Dieses Phänomen ermöglicht, ein peripher-vestibuläres Defizit nachzuweisen, und es wird bei dem KIT ausgenutzt (pathologischer KIT zur Seite mit der vestibulären Unterfunktion).

Der vestibulospinale Reflex dient dagegen der Stabilisierung der Körperhaltung, wobei er den Körpertonus überwiegend über die Streckmuskulatur (aufrechtes Stehen, Gehen) steuert. Damit eine stabile, aufrechte Körperhaltung gewährleistet wird, werden im ZNS die vestibulären Afferenzen sowohl von den Bogengängen als auch von den Otolithenorganen kontinuierlich mit den afferenten Informationen vom visuellen System, den Propriozeptoren in den verschiedenen Gelenken und den Somatosensoren in den Fußsohlen abgeglichen. Das System liefert Informationen über die Stellung des Körpers im Gelände, d. h. stehend, sitzend oder liegend, Informationen über die Kopf- und Rumpfposition und auch über die Beschaffenheit des Untergrundes, d. h. fest oder weich sowie glatt oder holprig.

Die relevanten Systeme

Drei Eingangssysteme (Input):
- Peripher-vestibuläres System
- Visuelles System
- Propriozeptives System

Zwei Ausführungssysteme (Output):
- Blickfeldstabilisierung mittels VOR
- Erhaltung des Körpergleichgewichts durch vestibulospinale Reflexe

---

1.2.4 Funktionsstörungen

Die Hauptfunktionen des vestibulären Systems spiegeln sich in den Störungen
- Schwindel (Wahrnehmung bzw. Raumorientierung)
- Augenfehlstellung, Nystagmus (Blickstabilisation)
- Ataxie, Fallneigung (Haltungsregulation)
- Übelkeit, Erbrechen (Vegetativum)

wider.

Diese vier Hauptfunktionen können verschiedenen Orten des Gehirns zugeordnet werden. Schwindel tritt z. B. durch widersprüchliche Informationen bei einer Störung der Funktion der vestibulären, der visuellen oder der propriozeptiven Rezeptoren des Orientierungssinns auf. Der wahrgenommene Schwindel basiert auf einer kortikalen Störung der Raumorientierung. Durch eine richtungsspezifische Tonusverschiebung des VOR bzw. der zentralen Tonusdifferenz antwortet das zentrale vestibuläre System mit dem alarmierenden Symptom Schwindel, und es kommt zu einem Nystagmus (vestibulookuläre Störung). Stand- bzw. Gangunsicherheiten sind das Ergebnis inadäquater vestibulospinaler Reaktionen. Infolge Beteiligung des limbischen Systems werden die als zunächst an-

genehm empfundenen Körperbewegungen als Unlust interpretiert. Durch eine chemische Aktivierung des medullären Brechzentrums kommt es bei einer starken Seitendifferenz (SD) zur Auslösung von Nausea (griech. Schiff) und Emesis.

> ❯ **Eine vestibuläre Tonusdifferenz führt in Ruhe zu einer Scheinbewegung und dann auch zu Schwindelbeschwerden.**

Ein Funktionsverlust eines der beiden Gleichgewichtsorgane führt zu einer Abnahme des afferenten Reizes zum Gleichgewichtskerngebiet. Dort kommt es zu einer Asymmetrie der neuronalen Aktivität, welche z. B. auch physiologisch bei Drehbewegungen auftritt. Diese Asymmetrie wird als eine kontinuierliche Drehung des Kopfes zur intakten Seite interpretiert. Aufgrund des VOR wird der Augenmuskeltonus auf der kontralateralen Seite vermindert, sodass kompensatorisch die Augen synchron aus der Mittelstellung zur kranken Seite bzw. mindertonisierten Seite gezogen werden. Die Geschwindigkeit hängt von dem Ausmaß der Differenz ab. Bei dieser Bewegung handelt es sich um die langsame Phase des Nystagmus. Ab einem individuell verschiedenen Triggerpunkt werden die Augen sehr rasch zurückgestellt. Diese Rückbewegung ist die schnelle Phase des Nystagmus und entspricht einer Sakkade. Der Funktionsverlust eines Gleichgewichtsorgans führt zu einem horizontal gerichteten Nystagmus mit vertikalen und rotatorischen Anteilen zur intakten Seite.

Ein beidseitiger Verlust des VOR führt zu einem Dandy-Phänomen, welches durch Oszillopsien bzw. hüpfende Netzhautbilder während Bewegungen gekennzeichnet ist.

Durch eine Funktionseinschränkung oder einen -verlust wird auch der dynamische Bereich des VOR eingeschränkt bzw. verringert. Eine Störung der vestibulären Funktion kann bei peripheren oder zentralen Erkrankungen auftreten. Ursache kann eine Schädigung des Rezeptors (z. B. benigner paroxysmaler Lagerungsschwindel, Morbus Menière) oder eine Störung der Nervenbahnen (Vestibularisschwannom) bzw. -strukturen (Kleinhirn- oder Hirnstammerkrankungen) sein. Bei bestimmten Krankheitsbildern ist auch eine multifaktorielle Genese möglich (Schwindel im Alter).

Literatur

Brandt T, Dieterich M, Strupp M (2013) Vertigo – Leitsymptom Schwindel, 2. Aufl. Springer, Berlin Heidelberg

Eggers SDZ, Zee DS (Hrsg) (2010) Vertigo and imbalance: clinical neurophysiology of the vestibular system. Elsevier, Amsterdam

Keck W, Mrowinski D, Gerull G (1991) Elektronystagmographie. Ein Leitfaden. Thieme, Stuttgart

Reiß M, Reiß G (2009) Gleichgewicht. In: Reiß M (Hrsg) Facharztwissen HNO-Heilkunde. Springer, Berlin Heidelberg, S 155–159

Reiß M, Reiß G (2010) Therapie von Schwindel und Gleichgewichtsstörungen, 2. Aufl. Uni-Med, Bremen

Scherer H (1997) Das Gleichgewicht, 2. Aufl. Springer, Berlin Heidelberg

Schmäl F (2008) Klinik der vestibulären Gleichgewichtsstörungen. In: Stoll W (Hrsg) Klinik der menschlichen Sinne. Springer, Wien, S 127–131

Straumann D (2011) Fakten und Gesetze bei der Schwindelabklärung. Schweiz Arch Neurol Psychiatr 162:322–325

Strupp M, Brandt T (2006) N. vestibulocochlearis (VIII): Vestibuläre Störungen. In: Hopf HC, Kömpf D (Hrsg) Erkrankungen der Hirnnerven. Thieme, Stuttgart, S 159–185

Thömke F (2008) Augenbewegungsstörungen. Ein klinischer Leitfaden für Neurologen, 2. Aufl. Thieme, Stuttgart

Waldfahrer F (2011) Repetitorium Neurotologie. In: Iro H, Waldfahrer F (Hrsg) Vertigo – Kontroverses und Bewährtes. Springer, Wien, S 207–244

Walther LE, Hörmann K, Bloching M, Blödow A (2012) Rezeptorfunktion der Bogengänge: Teil 1: Anatomie, Physiologie, Diagnostik und Normalbefunde. HNO 60:75–87

Zaidi SH, Sinha A (2013) Vertigo: a clinical guide. Springer, Berlin Heidelberg

Anamnese und klinische Untersuchung

Michael Reiß, Gilfe Reiß

M. Reiß, G. Reiß, *Gleichgewichtsdiagnostik*,
DOI 10.1007/978-3-662-45325-4_2, © Springer-Verlag Berlin Heidelberg 2015

2

2.1   Anamnese

Die Anamneseerhebung von Schwindelbeschwerden ist im Vergleich zu anderen Krankheitsbildern ein nicht ganz einfaches, aber ein ganz entscheidendes diagnostisches Instrument. Der Begriff Schwindel ist nicht nur subjektiv und wird individuell unterschiedlich wahrgenommen, sondern ist auch vieldeutig und ungenau. Patienten verstehen unter Schwindel sehr verschiedene Wahrnehmungen, welche als Drehen, Lateropulsion, Liftgefühl, Schwanken, Benommenheit oder Schwarzwerden empfunden werden. Man kann davon ausgehen, dass eine gute Schwindelanamnese bis etwa 80 % des diagnostischen Gesamtaufwandes ausmacht. Beachtet werden muss, dass der Begriff Schwindel für eine breite Palette physischer und psychischer Störungen steht. Aufgrund der Vielfältigkeit des Symptoms Schwindel ist die Anamneseerhebung schwierig, aber dafür auch sehr richtungsweisend und hilft, die angegebenen Schwindelbeschwerden einzuordnen und zu unterscheiden.

Man muss zunächst grundsätzlich unterscheiden:

- Handelt es sich um eine spezifische Störung des Gleichgewichtssystems?
- Oder liegen andere Erkrankungen vor (z. B. Herz-Kreislauf-Erkrankungen)?

> ❯ Für die richtige Einschätzung bzw. die Analyse von Schwindelbeschwerden ist die genaue Anamnese weit aufschlussreicher als zahlreiche, häufig unnötige apparative Untersuchungen.

Die Anamnese sollte der Arzt grundsätzlich persönlich erheben. Fragebögen ersetzen nicht eine gezielte Anamnese. Der Vorteil der Fragebögen liegt in einer vollständigen Erfassung, Dokumentation und Beurteilung des Therapieverlaufs. Die analytische Eingrenzung der Beschwerden hat wesentlichen Einfluss auf die Wahl des späteren diagnostischen Vorgehens. Nur in einem persönlichen Gespräch kann der Patient die speziellen Fragen zu Einzelheiten des Schwindelzustandes verstehen und der Arzt die Wertung der Beschwerden unter Berücksichtigung der Gesamtpersönlichkeit vornehmen.

Die Anamnese sollte mit einer offenen Frage begonnen werden (»Wie beschreiben Sie den Schwindel?«), damit der Patient seine Beschwerden in freier Form schildern kann. Mithilfe von geschlossenen Fragen nach Beginn, Dauer oder Auslösefaktoren können dann die Angaben präzisiert werden. Es empfiehlt sich, die Symptomatik mit den Worten des Patienten zu dokumentieren und den Wortlaut nicht zu »übersetzen«. Damit werden diese Angaben auch für den Verlauf im Original erfasst ❑ Tab. 2.1).

> **Im Zentrum der Abklärung von Schwindelbeschwerden stehen vier Hauptfragen:**
> - Art des Schwindels: systematisch oder unsystematisch?
> - Zeitliche Charakteristik: Dauerschwindel oder Anfallsschwindel?
> - Auslösefaktoren: ohne Auslösefaktor, bei horizontaler Kopfdrehung, einer Kopflageänderung relativ zur Schwerkraft, beim Pressen, Husten oder bei lauten Tönen?
> - Begleitsymptome: Übelkeit, Erbrechen, Hörminderung oder Tinnitus sowie Kopfschmerzen, Sensibilitätsstörungen, Paresen, Doppelbilder, Sehstörungen und Persönlichkeitsveränderungen?

2.1.1   Art des Schwindels

Eine klinisch brauchbare Einteilung stammt von Frenzel aus dem Jahr 1961, da sie auch durch die Anamneseerhebung leicht zu differenzieren ist. Schwindelformen, die mit einem Dislokationsgefühl einhergehen, werden als systematischer Schwindel zusammengefasst. Ein systematischer Schwindel tritt bei Störungen des vestibulären Systems auf, d. h. bei peripher-vestibulären und zentral-vestibulären Erkrankungen. Beschwerden sind Drehschwindel (wie z. B. Karussell fahren – akute Neuritis vestibularis), Schwankschwindel (wie z. B. Boot fahren – bilaterale Vestibulopathie), Liftgefühl, Latero- oder Retropulsionsgefühle. Davon abzugrenzen ist der unsystematische Schwindel, bei dem unbestimmte Gefühle wie Benommenheit,

◘ Tab. 2.1 Einteilung und Differenzialdiagnose des Schwindels anhand der Anamnese bzw. des Zeitverlaufs (nach Plontke und Walther 2014)

	Beginn und Dauer			Schwindelsymptome
	Episodisch	Akut auftretend – anhaltend (> 24 h)	Chronisch – allmählich auftretend	
Peripher-vestibulär	Benigner paroxysmaler Lagerungsschwindel (BPLS) Morbus Menière Dehiszenz-Syndrome	Neuritis vestibularis Felsenbeinfraktur Labyrinthitis	Multisensorischer Schwindel	Drehschwindel, Lateropulsion, Liftschwindel Systematisch mit Richtungstendenz
Zentral-vestibulär	Basilarisinsuffizienz Migräneschwindel	Schlaganfall Tumoren	Zerebrale Durchblutungsstörungen Hirnorganische Syndrome Medikamentenintoxikationen	Unsicherheitsgefühl, Schwankschwindel, Benommenheitsgefühl, »Entrücktsein« Unsystematisch
Internistisch/nichtvestibulär	Herzinsuffizienz Vitien Gefäßstenosen Arterielle Hypertonie Herzrhythmusstörungen		Anämie Endokrinologische Erkrankungen Augenerkrankungen	Schwarzwerden vor den Augen, Kollaps, Leeregefühl, Schwankschwindel, Unsicherheitsgefühl Unsystematisch
Psychogen				Vegetative Beschwerden, Angst, Schwäche, Benommenheit, Schwankschwindel Unsystematisch

Verwirrtheitsgefühle, Taumeligkeit oder »Schwarzwerden vor den Augen« auftreten. Diese Unterscheidung ist zur Einordnung vestibulärer und nichtvestibulärer Störungen brauchbar.

2.1.2 Zeitliche Charakteristik

Vor allem muss ein Dauerschwindel von einem episodischen bzw. Anfallsschwindel abgegrenzt werden. Neben der Dauer ist der zeitliche Verlauf sowie der Beginn der Beschwerden (plötzlich einsetzend, schleichender Beginn, auch die Tageszeit) einschließlich der Intensität über einen längeren Zeitraum zu berücksichtigen (Intensitäts-Zeit-Verhältnis: Zeitdauer der Schwindelempfindung und -intensität). Leidet ein Patient an Schwindelattacken, dann ist es neben der Frage nach einer Aura wichtig, die Häufigkeit sowie die minimale und die maximale Dauer herauszuarbeiten:

— Schwindelattacken über Sekunden bis Minuten: Vestibularisparoxysmie
— Über viele Minuten bis Stunden: z. B. Morbus Menière, vestibuläre Migräne oder transitorisch-ischämische Attacke des Hirnstamms
— Schwindel über viele Tage bis wenige Wochen: z. B. Neuritis vestibularis
— Schwankschwindel über Jahre: z. B. bilaterale Vestibulopathie, Downbeat-Nystagmus-Syndrom, psychogener bzw. phobischer Schwankschwindel

2.1.3 Auslösefaktoren – Verstärkung/ Besserung des Schwindels

Diese Aspekte müssen genau erfragt werden. Schwindel, der bereits in Ruhe vorliegt, kann auf eine Neuritis vestibularis, eine Attacke beim Morbus Menière oder eine vestibuläre Migräne hinwei-

2

sen. Schwindel beim Gehen kann bei einer bilateralen Vestibulopathie auftreten. Kommt es bei der horizontalen Kopfdrehung zu Schwindel, so kann das für eine Vestibularisparoxysmie sprechen. Eine Kopflageänderung relativ zur Schwerkraft kann bei einem benignen paroxysmalen Lagerungsschwindel (BPLS) auftreten. Tritt der Schwindel beim Pressen, Husten oder bei lauten Tönen bestimmter Frequenz (Tullio-Phänomen) auf, so kann das für eine Perilymphfistel oder eine Dehiszenz des anterioren bzw. oberen Bogengangs sprechen. Wird der Schwindel durch Luftzug ausgelöst, so kann ursächlich eine Bogengangsfistel oder eine Radikalhöhle vorliegen. Ein ungerichteter Schwindel, der im Rahmen bestimmter sozialer oder Umgebungssituationen auftritt und der sich beim Sport bzw. anderen Aktivitäten oder nach leichtem Alkoholgenuss bessert, kann auf einen psychischen Schwindel hindeuten.

2.1.4 Begleitsymptome

Übelkeit, Erbrechen, Hörminderung oder Tinnitus können auf eine peripher-vestibuläre oder eine zentral-vestibuläre Störung hinweisen, während Symptome wie Kopfschmerzen, Sensibilitätsstörungen, Paresen, Doppelbilder, Sehstörungen, Bewusstlosigkeit und Persönlichkeitsveränderungen nur bei zentral-vestibulären Läsionen auftreten können.

> **Ohrsymptome weisen bei Schwindel differenzialdiagnostisch in der Regel auf eine peripher-vestibuläre Störung hin.**

Neben Schwindel klagen die Patienten durch die Störung des vestibulookulären Reflexes (VOR) oft über Augenbeschwerden wie eine Beeinträchtigung der Sehschärfe durch Verschwommensehen oder laufende Bilder bzw. Oszillopsien.

2.1.5 Weitere wichtige Informationen

1. Vor- und Begleiterkrankungen:
   - Hörsturz, Mittelohr- sowie Nasennebenhöhlenerkrankungen
   - Unfälle bzw. Schädel-Hirn-Traumata
   - Herz- und Kreislauferkrankungen: arterielle Hypertonie, Herzrhythmusstörungen
   - Stoffwechselerkrankungen wie insulinpflichtiger Diabetes mellitus oder Atherosklerose, Autoimmunerkrankungen
   - Operationen im Kopfbereich
   - Neurodegenerative, psychische bzw. psychosomatische Erkrankungen (z. B. multiple Sklerose, Migräne, Depressionen, Angststörungen), entzündliche ZNS-Erkrankungen (z. B. Borreliose – Zeckenstiche)
   - HWS-Erkrankungen, HWS-Traumata
   - Augenerkrankungen bzw. Sehstörungen
   - Stürze und Beinahe-Stürze ggf. bei Synkopen und ggf. mit Verletzungsfolgen
2. Medikamente: Psychopharmaka, Sedativa, Antivertiginosa, Hormone, aber auch bradykardisierende Medikamente wie Glykoside oder Betablocker, Antihypertensiva, zentral wirksame Analgetika, Antidiabetika
3. Alkohol oder Drogen
4. Belastende Lebensumstände wie Stress oder Lärm
5. Auswirkungen auf alltägliche Tätigkeiten (Treppensteigen, Radfahren, Autofahren) und im Beruf (Arbeiten auf Leitern und in der Höhe, Überkopfarbeiten, Arbeiten mit Absturzgefahr, Fahren auf vibrierenden Maschinen, Arbeit an laufenden Maschinen)
6. Auch das Alter des Patienten gestattet unter Berücksichtigung der altersspezifischen Häufigkeitsverteilung Rückschlüsse auf mögliche Differenzialdiagnosen. Die vestibuläre Migräne gehört zu den häufigsten Erkrankungen mit Schwindel im Kindes- und Jugendalter. Bei Patienten im höheren Lebensalter dominieren dagegen der BPLS oder der multisensorische Schwindel mit Störungen von mehreren Bestandteilen des Orientierungssinns. Auch muss bei Patienten im höheren Lebensalter bei dem klinischen Bild einer akuten Neuritis vestibularis eher ein Schlaganfall differenzialdiagnostisch in Erwägung gezogen werden. Wichtig ist auch, dass man eine Sturzanamnese erhebt und die Sturzrisikofaktoren ermittelt. Bei mehr als drei Risikofaktoren ist mit einem erhöhten Sturzrisiko zu rechnen (◘ Tab. 2.2).

▣ **Tab. 2.2** Sturzanamnese und die Sturzrisikofaktoren (nach Walther et al. 2012)	
Sturzanamnese	**Sturzrisikofaktoren**
Sind Sie im letzten Jahr gestürzt?	Leiden Sie an Muskelschwäche?
Sind Sie im letzten Jahr mehrfach gestürzt?	Sind Sie im letzten Jahr oder früher schon einmal gestürzt?
Haben Sie sich dabei verletzt?	Haben Sie Probleme beim Gehen/Laufen?
Mussten Sie ins Krankenhaus?	Leiden Sie an Schwindel/Gleichgewichtsstörungen?
Sind Sie beinahe ein- oder mehrfach gestürzt?	Nutzen Sie Hilfsmittel zur Fortbewegung?
Haben Sie Maßnahmen zur Prävention in Anspruch genommen?	Ist Ihr Sehvermögen beeinträchtigt?
	Leiden Sie an Gelenkbeschwerden der Beine/Hüfte?
	Sind Sie in Ihren täglichen Aktivitäten eingeschränkt?
	Leiden Sie unter Depressionen?
	Ist Ihr Erinnerungs-/Merkvermögen beeinträchtigt?
	Nehmen Sie mehr als 5 verschiedene Medikamente ein?
	Sind sie schwerhörig?

2.2 Klinische Untersuchung

> **Übersicht**
>
> Die klinische Untersuchung umfasst:
> - allgemeine Untersuchungen: körperliche Untersuchung – Inspektion, Palpation, Perkussion, Auskultation, neurologischer Status
> - spezielle klinische Untersuchungen: neuro-otologische und neuroophthalmologische Untersuchungen, HNO-Spiegeluntersuchung, Hörtests
>
> Im Vordergrund steht die Abgrenzung von:
> - peripheren und zentralen vestibulären Schwindelformen
> - peripheren und zentralen Okulomotorikstörungen

Die klinische Untersuchung von Patienten mit Schwindel umfasst:
- Untersuchung der Augenposition
- Untersuchung der Augenbewegungen: Nystagmus, Blickfolge, Sakkaden, Blickhaltefunktion (Blickrichtungsnystagmus)
- Kopfimpulstest (KIT) nach Halmagyi-Curthoys
- Lagerungsmanöver
- Bestimmung der subjektiven Vertikalen
- Untersuchung von Stand und Gang
- Untersuchung des Koordinationsvermögens
- Untersuchung des Hörvermögens

Dazu ist zwar keine apparative Technik erforderlich, jedoch werden auch hier einige Werkzeuge bzw. Hilfsmittel benötigt: Frenzel-Brille, Pupillenleuchte, Kugelschreiber, HNO-Spiegelinstrumente usw.

2.2.1 Inspektion

Die Untersuchung beginnt mit einer Inspektion. Hierbei sollten Kopf- und Körperhaltung, die Stellung der Augen zueinander und ggf. sichtbare spontane Augenbewegungen registriert werden. Störungen der Kopfhaltung können bei einer

»ocular tilt reaction« (OTR – Symptomkomplex mit Abweichung der beiden Augen in der Vertikalebene bzw. »skew deviation«, Verkippung der subjektiven Vertikalen und ipsiversive Kopfneigung durch eine vestibuläre Tonusimbalance in der Roll-Ebene) oder Augenmuskelparesen auftreten. Zur Diagnostik der vertikalen Fehlstellungen der Augenachsen wird der Abdeck-Test (▶ Abschn. 2.2.4) verwendet. Eine solche vertikale Divergenz kann durch zentrale Läsionen verursacht werden. Eine Trochlearisparese, eine Verletzung des Auges oder eine erfolgte Schieloperation müssen abgegrenzt werden. Bei der klinischen Untersuchung muss auch die Augenstellung in den neun Blickpositionen untersucht werden.

2.2.2 Fahndung bzw. Registrierung von Nystagmus bzw. Augenbewegungen

Spontannystagmus (SPN)

Ein Nystagmus, der in Ruhe vorhanden ist, wird als **SPN** bezeichnet. Er ist pathologisch und ist ein objektives Zeichen eines gestörten VOR. Die visuelle Fahndung nach einem Nystagmus ohne Hilfsmittel steht nach wie vor an erster Stelle einer klinischen Untersuchung (zur schnellen Orientierung, ohne Blickfixation). Die Untersuchung erfolgt dann mit optischen Hilfsmitteln (Frenzel-Brille, Lupenbrille nach Bartels 20 Dioptrien). Wenn visuell kein SPN nachweisbar ist, bedeutet das nicht, dass nicht doch unter der Frenzel-Brille ein pathologischer SPN vorliegt. Mit der Frenzel-Brille kann ein peripher-vestibulärer SPN, welcher durch visuelle Fixation unterdrückt wird, von einem zentral-vestibulären SPN unterschieden werden.

Bei einem peripheren Labyrinthausfall ist regelhaft ein SPN zur Gegenseite nachweisbar (**A**usfallnystagmus – **a**ndere Seite). Beim Morbus Menière kann in der Frühphase ein SPN zur kranken Seite auftreten (Reiznystagmus), welcher in der Regel diagnostisch nicht mehr erfassbar ist (es sei denn, wenn der Patient die Augenbewegungen z. B. selber mit dem Handy filmt).

Grundsätzlich müssen Schlagrichtung (horizontal, vertikal, rotatorisch), Erschöpfbarkeit sowie Frequenz, Amplitude und Begleitschwindel doku-

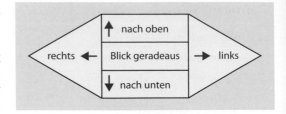

□ Abb. 2.1   Grundschema zur Dokumentation des Spontannystagmus (SPN) (Frenzel-Schema) (Reiß und Reiß 2010)

mentiert werden. Entsprechend wird das Frenzel-Schema in Abhängigkeit von den vier Richtungen zur Seite bzw. nach oben und unten ausgefüllt (□ Abb. 2.1).

> ❶ **Cave**
> Ein horizontaler SPN ohne und mit rotierender Komponente ist meist peripher bedingt, kann jedoch auch durch eine zentrale Ursache vor allem im Kleinhirnbereich hervorgerufen werden. Bei einem vertikalen SPN liegt dagegen eine zentrale Störung des VOR vor (□ Tab. 2.3).

Ein richtungsbestimmter SPN wird innerhalb eines Blickrichtungswinkels von etwa 20° festgestellt (ein Blickrichtungsnystagmus dagegen mit einem Winkel von mehr als 30°). Das Alexander-Gesetz beschreibt die Abhängigkeit der Intensität des Nystagmus von der Augenposition. Ein SPN durch einen akuten einseitigen peripher-vestibulären Ausfall folgt praktisch immer dem Alexander'schen Gesetz. Wenn der Patient in der Richtung der schnellen Nystagmuskomponente blickt, nimmt die Driftgeschwindigkeit zu; wenn er in die entgegengesetzte Richtung blickt, nimmt die Driftgeschwindigkeit ab. Die Kombination eines positionsunabhängigem SPN und eines Blickrichtungsnystagmus führt hierbei zu einem augenpositionsabhängigen SPN.

Man unterscheidet nach dem Alexander'schen Gesetz einen SPN 1. bis 3. Grades:

- Grad 1 – Nystagmus beim Blick zur schnellen Komponente
- Grad 2 – Nystagmus beim Blick geradeaus
- Grad 3 – Nystagmus beim Blick zur langsamen Komponente des Nystagmus

Tab. 2.3 Kennzeichen eines peripher- und eines zentral-vestibulären SPN	
Peripher bedingter SPN	**Zentral bedingter SPN**
– Horizontal rotierend (Cave: auch bei zentralen Störungen, wie z. B. Kleinhirninfarkt möglich) – Blickrichtungsunabhängig – Durch Fixation unterdrückbar – Schwindelgefühl und Fallneigung – Abnahme im Laufe der vestibulären Kompensation	– Vertikal, aber auch horizontal rotierend – Durch Fixation nicht unterdrückbar – Blickrichtungsabhängig – Weniger Schwindelbeschwerden

> **Ein Nystagmus, der seine Schlagrichtung bei Änderung der Blickrichtung nicht ändert, wird peripher vestibulär verursacht. Der zentral generierte Nystagmus ist dagegen blickrichtungsabhängig.**

Wir unterscheiden verschiedene Kennzeichen eines peripher- und eines zentral-vestibulären SPN (Tab. 2.3).

Langsame Folgebewegungen

Langsame Folgebewegungen untersucht man, indem man den Patienten auffordert, einem Blickziel (Zeigefinger des Untersuchers oder ein anderes Objekt) horizontal und vertikal bei zunächst geringer (10–20°/s) und dann höherer Winkelgeschwindigkeit mit den Augen zu folgen. Der Hintergrund und der Kopf sollten nicht bewegt werden. Das Objekt wird in allen Blickrichtungen bewegt, wobei die Augen die Endstellungen erreichen sollen. Bei dieser Untersuchung werden die zentralen Bahnen der Augenbewegungen getestet. Normal ist, wenn beide Augen gleich schnell und mit gleicher Amplitude bewegt werden, wobei der Bewegungsablauf stetig bleibt und nicht unterbrochen wird bzw. sich im Sinne einer »glatten Blickfolge« zeigt. Bei der so genannten sakkadierten Blickfolge, bei welcher die Folgebewegungen hinsichtlich ihres Ablaufs ruckartig imponieren, handelt es sich um den häufigsten pathologischen Befund. Ursachen sind zentrale Störungen, zentral wirksame Arzneimittel oder mangelnde Aufmerksamkeit.

Sakkaden

Man bittet den Patienten, auf Kommando zwischen zwei horizontalen sowie danach zwischen zwei vertikalen Blickzielen (z. B. Zeigefinger) hin und her

zu blicken. Bei der Untersuchung wird der Kopf des zu untersuchenden sitzenden oder liegenden Patienten festgehalten. Der Untersucher achtet auf die Geschwindigkeit und die Zielgenauigkeit der Sakkaden. Er registriert auch, ob diese konjugiert sind bzw. achtet auf Unterschiede zwischen beiden Augen und Bewegungseinschränkungen eines oder beider Augen. Der Untersucher achtet auch auf etwaige Unterschiede in der Schnelligkeit der Blicksprünge nach rechts und links bzw. oben und unten. Auch ist es wichtig, ob die Augen über das Blickziel hinausschießen (hypermetrische Sakkaden) oder ob die Aktion vor Erreichen des Blickziels beendet wird (hypometrische Sakkaden). Überschießende Sakkaden (Störung des Kleinhirns oder der zerebellären Bahnen) erkennt man am besten, wenn man den Abstand der Finger auf 20–30 cm verringert. Bei hypometrischen Sakkaden (z. B. bei Intoxikationen) empfiehlt es sich, den Abstand zu verringern. Überschießende Sakkaden sind meist Ausdruck einer zentralen Störung (Kleinhirn oder zerebelläre Bahnen).

Pathologisch zentral ausgelöste Nystagmen

- **Blickrichtungsnystagmus (gaze-evoked nystagmus)**

Es handelt sich um einen konjugierten, unerschöpflichen Rucknystagmus, der nur beim Blick in eine (oder mehrere) bestimmte Richtung(en) auftritt, wobei der Nystagmus auf beiden Augen meist gleich stark ausgeprägt ist. Er ist erst nach einer Blickrichtung von mehr als 30° erkennbar und er kann nur bei erhaltener Fixation, d. h. ohne Frenzel-Brille, untersucht werden, da nur unter diesen Bedingungen eine genaue Blickwinkeleinstellung

2

möglich ist. Innerhalb eines Blickrichtungswinkels von 20° wird dagegen ein richtungsbestimmter SPN festgestellt. Im Gegensatz zum Endstellnystagmus schlägt der pathologische Blickrichtungsnystagmus auch bei extremem Lateralblick unerschöpflich weiter und ändert die Schlagrichtung in jeder Blickrichtung. Ein Endstellnystagmus ist dann pathologisch, wenn er über 5 Schläge oder mehr als 20 s anhält. Er wird oft durch Medikamente hervorgerufen (Antiepileptika, Benzodiazepine) oder wird auch toxisch verursacht (Alkohol).

Ein Blickrichtungsnystagmus ist immer ein Zeichen für eine zentral-vestibuläre Störung (Läsionen im Hirnstamm), da bei dieser Blickhalteschwäche der zentrale Integrator nicht in der Lage ist, den Bulbus und die Orbita in einer Blickrichtung festzuhalten. Es handelt sich um den klinisch am häufigsten zu sehenden pathologischen Nystagmus. Man unterscheidet einen regelmäßigen Blickrichtungsnystagmus (in Blickrichtung schlagend, nicht geradeaus) und einen regellosen (auch beim Blick geradeaus).

Blickrichtungsnystagmen können anhand ihrer Formen grob topografisch-anatomisch zugeordnet werden: horizontale, z. B. bei Schädigungen im Vestibulariskerngebiet, vertikale, z. B. bei Mittelhirnläsionen, und allseitige Blickrichtungsnystagmen, z. B. bei Kleinhirnläsionen.

- ▪ **Weitere zentral-vestibuläre Nystagmusformen**
- ▬ Bruns-Nystagmus: Kombination eines peripher-vestibulären SPN und eines Blickrichtungsnystagmus in eine Richtung mit einem horizontalen Blickrichtungsnystagmus in die andere Richtung. Der horizontale Blickrichtungsnystagmus schlägt meist niederfrequent beim Blick zur Seite der Läsion (gestörte Blickhaltefunktion infolge Hirnstammkompression). Der horizontal-rotatorische peripher-vestibuläre SPN und Blickrichtungsnystagmus schlägt dagegen hochfrequent feinschlägig beim Blick zur Gegenseite (peripher-vestibuläre Schädigung auf der Tumorseite). Der Bruns-Nystagmus ist bei Kleinhirnbrückenwinkeltumoren nachweisbar.

- ▬ Downbeat-Nystagmus: nach unten schlagender Nystagmus (durch Fixation nicht supprimierbar).
- ▬ Upbeat-Nystagmus: vertikaler nach oben schlagender Nystagmus (durch Fixation nicht supprimierbar).
- ▬ Dissoziierende und konvergierende Nystagmen: auseinander- bzw. zusammenführende ruckartige Augenbewegungen (internukleäre Ophthalmoplegie).
- ▬ Schaukelnystagmus (Seasaw-Nystagmus): vertikale gegenläufige pendelnde Augenbewegungen, wobei sich ein Auge nach oben und das andere synchron nach unten bewegt (paraselläre Tumoren, posttraumatische Durchblutungsstörungen des oberen Hirnstamms und des Nucleus interstitialis, angeboren).
- ▬ Konvergenz- und Retraktionsnystagmus: Die Bulbi werden entweder nystagmusartig in die Orbitae (Retraktionsnystagmus) oder in Konvergenzstellung (Konvergenznystagmus) gezogen (Läsionen im Bereich der Stammganglien).
- ▬ Nystagmus alternans: richtungswechselnder Nystagmus mit Oszillopsien. Richtungswechsel in Zweiminutenintervallen (z. B. Enzephalitis, Lues mit parietookzipitaler Großhirnläsion oder Substantia-nigra-Defekt).
- ▬ Fixationspendelnystagmus: periodische Augenbewegungen, wobei eine Unterteilung in schnelle oder langsame Phase fehlt (posttraumatische Hirnstamm- und Kleinhirnfunktionsstörungen, multiple Sklerose).

2.2.3   Kopfimpulstest (KIT)

Der klinische KIT (»head impulse test«) nach Halmagyi und Curthoys dient insbesondere der Untersuchung des horizontalen Anteils des angulären VOR. Voraussetzung ist die Fixation eines Objektes geradeaus und eine freie Kopfbewegung. Der KIT dient nicht nur der Basisdiagnostik, sondern eignet sich auch zur Verlaufskontrolle peripher-vestibulärer Erkrankungen (▶ Kap. 8).

Der Test erfolgt durch passive Kopfbewegungen mit niedriger Amplitude (10–20°) und ruckartiger

Beschleunigung. Dabei treten normalerweise konjugierte bzw. kompensatorische Augenbewegungen entgegen der Drehrichtung des Kopfes auf.

Zwei Testsituationen sind bei der Durchführung des »diagonalen« KIT möglich. Bei Testung in der LARP-Ebene (linker anteriorer und rechter posteriorer Bogengang) wirkt der Reiz bei Beschleunigung des Kopfes nach links vorne auf den linken anterioren Bogengang oder bei Beschleunigung des Kopfes nach rechts hinten auf den rechten posterioren Bogengang. Bei Bewegung in der RALP-Ebene (rechter anteriorer und linker posteriorer Bogengang) erfolgt entsprechend eine Reizung des rechten anterioren oder des linken posterioren Bogenganges.

Mit dem Head-Heave-Test kann dagegen klinisch die Funktion des linearen VOR bzw. des Utrikulus geprüft werden. Der Kopf des Patienten wird schnell und kurz horizontal nach rechts und nach links bewegt. Registriert werden ähnlich wie beim klinischen KIT die kompensatorischen Augenbewegungen. Ist z. B. die Funktion des rechten Utrikulus gestört, dann kann man bei raschen horizontalen Kopfbewegungen nach rechts eine horizontale Einstellsakkade nach rechts beobachten.

2.2.4 Neuroophthalmologische Untersuchungen

Blickpositionen

Die Untersuchung kann mit einem Fixationsobjekt oder einer Untersuchungslampe erfolgen. Bei der Untersuchung der Augen in neun verschiedenen Blickpositionen (geradeaus, nach oben/unten, zur Seite und zur Seite nach oben/unten) achtet man auf: Fixationsstörungen, eine Fehlstellung der Augenachsen, das Ausmaß der Augenbewegungen, ein SPN sowie einen Blickrichtungsnystagmus, d. h. Störung der Blickhaltefunktion.

Bei der Untersuchung der Augenposition beim Geradeausblick sollte vor allem darauf geachtet werden, ob eine vertikale Divergenz (sog. »skew deviation«: ein Auge steht über dem anderen) als Teil der sog. OTR vorliegt.

Abdeck-Test

Mit dem einseitigen Abdecktest kann bei Beobachtung des nicht abgedeckten Auges eine Heterotropie (manifestes Schielen) nachgewiesen werden. Der Patient wird zunächst aufgefordert, ein Nah- oder Fernziel (Entfernung 30–40 cm oder 5–6 m) zu fixieren. Danach wird ein Auge abgedeckt und es wird auf mögliche Bewegungen des nicht abgedeckten Auges bzw. Einstellbewegungen geachtet. Je nachdem, wie sich das Auge bewegt, liegt eine Exotropie (das Auge bewegt sich von außen nach innen), eine Esotropie (von innen nach außen), eine Hypertropie (von oben nach unten) oder eine Hypotropie (von unten nach oben) vor. Danach wird das andere Auge untersucht. Mit dem einseitigen Abdeck-Aufdecktest kann auch eine Heterophorie (latentes Schielen) bzw. eine Fehlstellung der Augenachsen nachgewiesen werden. Hierbei deckt man ein Auge ab bzw. wieder auf und beobachtet die entsprechenden Einstellbewegungen.

Zum Nachweis einer vertikalen Divergenz, die nicht durch eine Schädigung eines peripheren Nervs erklärt werden kann, wird auf vertikale Einstellbewegungen beim alternierenden Abdecktest geachtet. Im Gegensatz zu einer Trochlearislähmung verändert sich die vertikale Divergenz in den einzelnen Blickpositionen nicht oder nur wenig.

> **❯** Bei peripheren Augenbewegungsstörungen ist in der Regel nur ein Auge betroffen, während es bei zentralen beide Augen sind.

Messung der Kopfneigung

Die Kopfneigung kann mit einem speziellen Winkelmesser erfasst werden. Eine Kopffehlhaltung zur rechten oder linken Schulter wird insbesondere bei einer Lähmung der schrägen Augenmuskeln (Kopfneigung zur nicht betroffenen Seite zur Reduktion der Doppelbilder) und einer OTR (Kopf zur Seite des tiefer stehenden Auges geneigt) beobachtet. Eine Kopfneigung zur Seite der Läsion kann auf eine einseitige Schädigung im Bereich der Medulla oblongata (Wallenberg-Syndrom) oder auf eine akute einseitige periphere vestibuläre Läsion hinweisen. Eine Kopfneigung zur Gegenseite der Schädigung deutet auf eine pontomesenzephale Läsion hin.

2

Untersuchung der Pupillomotorik

Zur Diagnostik gehören auch die Untersuchung der Pupillomotorik mit einer Pupillenleuchte und der Swinging-flashlight-Test. Mit diesen Untersuchungen können z. B. Augenmuskellähmungen, latentes oder manifestes Schielen, Pupillenstörungen, eine latente Amblyopie oder eine internukleäre Ophthalmoplegie nachgewiesen werden.

Konvergenzreaktion

Man bewegt dazu einen Gegenstand aus einer Entfernung von 50 cm auf die Augen zu, oder der Patient schaut zwischen einem fernen und nahen Blickziel hin- und her. Beim Blick in die Nähe kommt es zur Konvergenzreaktion (Trias: Konvergenz, Akkommodation und Miosis). Störungen der Konvergenzreaktion treten bei rostralen Mittelhirnläsionen, Tumoren im Thalamus und in der Pinealisregion sowie beim angeborenen Strabismus auf. Der »spasm of the near reflex« ist eine willkürliche Konvergenz, welche mit einer Miosis auftritt und eine bilaterale Abduzenslähmung imitieren kann.

Bestimmung der subjektiven visuellen Vertikalen

Die Bestimmung der subjektiven visuellen Vertikalen (SVV) kann mit dem sogenannten Bucket- oder Eimervertikalentest erfolgen. Am Boden eines Haushaltseimers wird in der Mitte ein Loch gebohrt und dort eine Schnur mit einem Gewicht im Sinne eines Lots mit einer Schraube befestigt. Der Untersucher hält dem sitzenden Patienten den Eimer waagerecht vor das Gesicht, so dass der Patient in den Eimer blickt. Der Eimer wird zehnmal hintereinander immer wieder etwas nach rechts oder links gedreht. Der Patient soll ihn zurück in die Vertikale bringen. Ein an der Außenseite angebrachter Winkelmesser ermöglicht die quantitative Bestimmung der Abweichung. Als Normwert gilt eine Abweichung von 2°. Im Vergleich zu einem computergestützten Drehdom misst das einfache Testgerät die SVV praktisch ebenso zuverlässig. Eine Auslenkung der SVV findet sich bei praktisch allen akuten einseitigen peripheren und zentralen vestibulären Störungen und stellt damit einen sensitiven Parameter dar, entsprechende Störungen zu entdecken. Auch eignet sich die Messung zur Verlaufskontrolle.

2.2.5   Provokationstests

> Wenn bei der visuellen, nichtapparativen Diagnostik kein Nystagmus oder keine spontanen Augenbewegungen vorliegen, sollte nach einem provozierbaren Nystagmus gefahndet werden (= latenter SPN). Zu den Provokationstests zählen:
> - Lage- und Lagerungsprüfungen
> - Einnahme von schwindelauslösenden Kopf- und Körperpositionen
> - Kopfschütteln

Lagenystagmus (»position nystagmus«)

Bei dieser statischen Prüfung werden verschiedene Kopf- und Körperpositionen vom Patienten langsam eingenommen (Kopf in Mittelstellung, nach rechts bzw. links gedreht, Rücken-, Seiten- und Kopfhängelage). Die Otolithen werden hierbei durch die Schwerkraft gereizt, so dass es zu einem Nystagmus kommen kann. Von einem Lagenystagmus sollte dann gesprochen werden, wenn die Dauer des provozierten Nystagmus 60 s oder länger andauert. Man unterscheidet den richtungsbestimmten (oft bei nicht kompensierten periphervestibulären Schäden) vom regelmäßig richtungswechselnden Lagenystagmus (zentraler Schwindel, Intoxikationen z. B. nach Alkoholeinnahme). Es empfiehlt sich, dass man bei der Suche nach Lage- und auch Lagerungsnystagmen den Patienten auffordert, die entsprechende Position einzunehmen, bei der Schwindel auftritt.

Mit der Frenzel-Brille kann die Nystagmusreaktion gut diagnostiziert werden. Mit apparativen Methoden wie Videonystagmographie können die Nystagmen außerdem gut dokumentiert werden.

Man kann zwischen den folgenden Lagenystagmusformen unterscheiden (vgl. ▶ Abschn. 5.2):
- Richtungsbestimmter Lagenystagmus: bei peripheren oder zentralen Störungen
- Richtungswechselnder Lagenystagmus: bei zentralnervösen Störungen
- Divergierender und konvergierender Lagenystagmus: nach Intoxikationen (z. B. Alkohol)

Lagerungsnystagmus (»positional nystagmus«)

Es wird nach Nystagmen während einer dynamischen Änderung der Körperposition gefahndet. Der Patient sitzt auf einer Liege, deren Kopfteil leicht abgesenkt ist. Der Kopf wird vom Untersucher gehalten und gelenkt. Der Patient wird von der sitzenden Position schnell in die Kopfhängelage gebracht, wobei das Manöver bei verschiedenen Kopfstellungen durchgeführt wird. Ein Lagerungsnystagmus wird meist peripher durch eine Kanalolithiasis ausgelöst und hält nur wenige Sekunden an. Mit dem Manöver nach Dix-Hallpike oder anderen Manövern kann sie am besten nachgewiesen werden. Neben der Kanalolithiasis ist auch eine zentrale, vaskuläre oder zervikale Genese möglich. Vor einer Lagerungsprüfung muss der Patient darauf hingewiesen werden, dass starke Schwindelbeschwerden auftreten können.

 Cave
Die Lagerungsprüfung bei Verdacht auf einen BPLS muss vor anderen Untersuchungsmaßnahmen (z. B. thermische Prüfung) erfolgen.

Differenzialdiagnostisch ist ein seltener zentraler Lagenystagmus abzugrenzen, welcher nach der Lageänderung länger (über 2 min) anhält, aber eine ähnliche Symptomatik wie der BPLS zeigt.

Kopfschüttelnystagmus (»head shaking nystagmus«)

Eine Tonusdifferenz kann auch mit dem Kopfschüttelnystagmus nachgewiesen werden. Das »Schütteln des Kopfes« wurde übrigens schon 1907 von Bárány beschrieben. Der Kopf des Patienten wird dazu leicht um die vertikale Körperlängsachse durch den Untersucher oder durch den Patienten selber hin- und herbewegt (etwa 20- bis 30-mal bei 2–3 Hz um 30–40°). Anschließend wird mit Hilfe der Frenzel-Brille nach einem Nystagmus gefahndet. Dadurch kann ein in Ruhe nicht sichtbarer, latenter Nystagmus bei einer noch nicht kompensierten vestibulären Störung (z. B. Neuritis vestibularis) für kurze Zeit sichtbar gemacht werden. Bei Normalpersonen kommt es zu keinem Nystagmus. Eine Tonusdifferenz beider Gleichgewichtsorgane äußert sich als erschöpflicher, kurzzeitiger horizontal schlagender Nystagmus entgegengesetzt zu der Richtung des geschädigten Labyrinths bzw. zur gesunden Seite (auch Jahre nach einem Ausfall). Der Kopfschüttelnystagmus zeigt eine latente Asymmetrie des sogenannten »Geschwindigkeitsspeichers« (velocity storage) an (z. B. vorübergehende Dekompensation einer einseitigen Störung, die unter Ruhebedingungen kompensiert ist). Beachtet werden muss, dass ein Kopfschüttelnystagmus auch bei zentralen Störungen nachweisbar ist. Durch das Kopfschütteln lassen sich Beschwerden objektivieren, die vom Patienten bei Belastung geschildert werden. Da dieser Test jedoch nicht spezifisch ist, sollte er nur als Ergänzung zu den anderen Tests gesehen werden.

Ein verkehrter (»pervertierter«) Kopfschüttelnystagmus liegt vor, wenn der durch Kopfschütteln ausgelöste Nystagmus nicht in der Ebene des stimulierten Bogengangs schlägt. Solche Nystagmen sind – im Gegensatz zum »normalen« – eindeutige Zeichen einer zentralen Störung.

▪ Fistelsymptom

Ein positives pressorisches Fistelsymptom ist ein wichtiger Hinweis auf eine Labyrinthfistel im Bereich der Bogengänge aufgrund einer Knochenzerstörung durch ein Cholesteatom. Auf den äußeren Gehörgang wird ein dicht abschließender Politzer-Ballon mit Metallolive gesetzt und sehr vorsichtig der Druck erhöht. Bei einem positiven, d. h. nachweisbaren Fistelsymptom kommt es zu Schwindel und zu einem Nystagmus (bei **K**ompression zur **k**ranken, bei **A**spiration zur **a**nderen Seite). Beim Nachweis von Schwindel und Nystagmus muss die Prüfung sofort abgebrochen werden. Bei einem zu erwartenden positiven Fistelsymptom sollte man zunächst vorsichtig mit dem Finger prüfen. Abzugrenzen ist das Fistelsymptom vom Schwindel beim Absaugen von Radikalhöhlen, da hier der Bogengang frei liegen kann.

Patienten mit intaktem Trommelfell, welche über durch Druckänderungen, d. h. Pressen, Husten, Niesen, oder durch laute Geräusche (Tullio-Phänomen) ausgelösten Schwindel oder Scheinbewegungen der Umwelt berichten, können an einer inneren Perilymphfistel leiden. Zur Prüfung wird analog vorgegangen. Ursache eines Hennebert-Fis-

2

telsymptoms ist oft eine Lockerung im Bereich des Ringbandes des ovalen Fensters.

2.2.6 Untersuchung der vestibulospinalen Reaktionen

Mit den vestibulospinalen Untersuchungen wird die Koordinationsfähigkeit geprüft. Ziel ist es, die Folgen von Erkrankungen bzw. Störungen der gleichgewichtsregulierenden Organe und Systeme zu registrieren. Peripher-vestibuläre Störungen sind meist durch richtungsbestimmte Abweichungen und zerebelläre sind durch ungerichtete Reaktionen gekennzeichnet. Der Vorteil dieser Untersuchungen ist die schnelle und kostengünstige Durchführung.

Romberg-Test (statischer Test)
Die Untersuchung erfolgt in einem abgedunkelten und ruhigen Raum. Der Patient hat die Augen geschlossen und steht aufrecht und **barfuß** auf einem festen Untergrund. Die Arme sind nach vorne ausgestreckt und die Handrücken zeigen nach oben bzw. befinden sich in Supinationsstellung. Der Test wird zunächst mit offenen Augen und dann mit geschlossenen Augen durchgeführt. Beim erschwerten Romberg mit Erhöhung der Toleranzgrenze bzw. extremen Anforderungen an die vestibulospinalen Reflexbahnen werden die Füße hintereinander gestellt (Tandem-Romberg), die Hände greifen ineinander und werden auseinander gezogen (Jendrassik-Handgriff – bei Verdacht auf Simulation) oder der Patient steht auf einem Bein. Anhand einer Referenzlinie (z. B. einer Schrankkante) kann das Ausmaß der Schwankungen abgelesen werden (Romberg de fil a plomb).

Da die Stehfähigkeit komplex reguliert ist, können die Befunde für sich alleine nur schwer einer umschriebenen Ursache zugeordnet werden. Der Test ist störanfällig bei bewusstseinsnahen Einflussfaktoren.

Ein Patient ohne Vestibularisstörung kann während der Testdauer von 30 s ohne Schwankungen stehen. Bei einer peripheren Läsion ist eine deutliche Richtungstendenz zur kranken Seite erkennbar. Die Richtung der Fallneigung zeigt also die Seite der eingeschränkten Funktion an. Der Patient fällt

sozusagen »ins Loch«. Regellose Abweichungen und insbesondere Fallneigung nach hinten und nach vorne sprechen für zentrale Störungen. Der Romberg-Test kann durch die statische Posturographie objektiviert werden (▶ Abschn. 3.3.1).

Unterberger-Test (Unterberger-Trettest, -versuch; dynamischer Test)
Bei geschlossenen Augen führt der Patient in einem abgedunkelten und ruhigen Raum 50 Tritte auf der Stelle aus (Untersuchungsdauer 1–3 min). Geräusche sind zu vermeiden und der Patient darf nicht berührt werden. Die Arme werden um 90° nach vorne gestreckt und der Handrücken zeigt nach oben. Die Oberschenkel sollen jeweils zur Horizontalen gebeugt werden. Bei diesem Test kann der Patient die Schuhe anlassen. Registriert wird die Drehrichtung, wobei Abweichungen bis etwa 40° nach links und 60° nach rechts (in Abhängigkeit von der Händigkeit) sowie ca. 1 m nach vorne noch physiologisch sind. Eine vestibulär bedingte Tonusdifferenz ergibt eine Abweichung zur Seite des erkrankten Labyrinths bzw. Seite der Minderfunktion. Eine Abweichung nach hinten (Posteropulsion) ist pathologisch und spricht für eine zerebelläre Störung. Wegen der fortschreitenden kompensatorischen Vorgänge weist ein pathologischer Befund nur in der Anfangszeit der Erkrankung auf die Lokalisation hin.

▪ **Blindgang**
Der Patient geht mit geschlossenen Augen geradeaus. Eine vestibuläre Abweichung führt zu einer Abweichung in Richtung der betroffenen Seite. Eine pathologische Tonusdifferenz resultiert in einer bogenförmigen Abweichung. Aufgrund der Gehstrecke beansprucht dieser Test mehr Platz, liefert jedoch keine zusätzlichen Informationen für die Untersuchung des Körpergleichgewichts, so dass man sich im allgemeinen auf den Romberg- und den Unterberger-Test beschränkt.

2.2.7 Koordinationsprüfungen

Die Koordinationsprüfungen registrieren insbesondere die zerebellären Störungen. Bei dem Finger-Nase-Zeigeversuch wird der Patient aufgefordert, bei geschlossenen Augen wechselseitig den Arm seitlich anzuheben und den ausgestreckten Zeigefinger auf die Nasenspitze zu führen. Zu achten ist auf den Bewegungsablauf (Intentionstremor: zunehmende Abweichung beim Nähern der Nase; Ataxie: andauernde Abweichung; Aktionsmyoklonus: plötzliche, regellose Abweichung). Bei dem Finger-Folge-Test wird der Patient gebeten, dem sich horizontal bewegenden Finger des Untersuchers möglichst genau zu folgen. Dieser Test ist sensitiver als der Finger-Nase-Zeigeversuch.

Bei dem Knie-Hacken-Test muss der Patient die Ferse eines Beins vom Knie des anderen entlang des Schienenbeines bewegen. Bei der Untersuchung der Diadochokinese soll der Patient die nach vorn ausgestreckten Arme gleichzeitig sehr rasch rotieren. Man kann zwischen einer Eudiadochokinese und einer Dysdiadochokinese unterscheiden, die durch Verlangsamung und SD gekennzeichnet ist.

Bei der Untersuchung des Rebound-Phänomens muss der Patient den Arm kräftig beugen und muss dabei die flache Hand gegen den Widerstand des Untersuchers drücken. Wenn der Untersucher den Arm plötzlich los lässt, wird beim Gesunden die Aufwärtsbewegung schnell abgebremst. Das Rebound-Phänomen ist dagegen positiv, wenn eine Abbremsung fehlt.

Literatur

Biesinger E, Iro H (Hrsg) (2007) HNO Praxis heute. Band 27: Schwindel. Springer, Berlin Heidelberg
Brandt T (2003) Vertigo: its multisensory syndromes, 2. Aufl. Springer, London
Brandt T, Dieterich M, Strupp M (2013) Vertigo – Leitsymptom Schwindel, 2. Aufl. Springer, Berlin Heidelberg
Ernst A, Basta D (2012) Gleichgewichtsstörungen: Diagnostik und Therapie beim Leitsymptom Schwindel. 2. Aufl. Thieme, Stuttgart
Feldmann H, Alberty J, Brusis T, Deitmer T, Hüttenbrink K-B, Stoll W (2012) Gutachterliche Untersuchung. In: Feldmann H, Brusis T (Hrsg) Das Gutachten des Hals-Nasen-Ohren-Arztes. Thieme, Stuttgart, S 122–154
Plontke SK, Walther LE (2014) Differenzialdiagnose »Schwindel«. Laryngorhinootologie 93:543–571
Reiß M, Reiß G (2009) Gleichgewichtsstörungen. In: Reiß M (Hrsg) Facharztwissen HNO-Heilkunde. Springer, Berlin Heidelberg, S 280–287
Reiß M, Reiß G (2010) Therapie von Schwindel und Gleichgewichtsstörungen, 2. Aufl. Uni-Med, Bremen
Scherer H (1997) Das Gleichgewicht, 2. Aufl. Springer, Berlin Heidelberg
Strupp M, Brandt T (2006) N. vestibulocochlearis (VIII): Vestibuläre Störungen. In: Hopf HC, Kömpf D (Hrsg) Erkrankungen der Hirnnerven. Thieme, Stuttgart, S 159–185
Thömke F (2008) Augenbewegungsstörungen. Ein klinischer Leitfaden für Neurologen, 2. Aufl. Thieme, Stuttgart
Volz-Sidiropoulou E, Takahama J, Gauggel S, Westhofen M (2010) Das »Dizziness Handicap Inventory«: Erste psychometrische Kennwerte einer Deutschen Version. Laryngorhinootologie 89:418–423
Waldfahrer F (2011) Repetitorium Neurotologie. In: Iro H, Waldfahrer F (Hrsg) Vertigo – Kontroverses und Bewährtes. Springer, Wien, S 207–244
Walther LE, Kleeberg J, Rejmanowski G, Hänsel J, Lundershausen D, Hörmann K, Schnupp T, Lohler J (2012) Stürze und Sturzrisikofaktoren. Von Bedeutung in der ambulanten HNO-Versorgung? HNO 60 446–456

Überblick über die apparative Diagnostik von Gleichgewichtsstörungen

Frank Waldfahrer

M. Reiß, G. Reiß, *Gleichgewichtsdiagnostik*,
DOI 10.1007/978-3-662-45325-4_3, © Springer-Verlag Berlin Heidelberg 2015

3

Bei der Klassifikation der apparativen Verfahren zur Diagnostik von Schwindel und Gleichgewichtsstörungen ist eine erste Unterscheidung zwischen Registrierungsverfahren von Nystagmen (egal wofür diese eingesetzt werden) und den eigentlichen Untersuchungstechniken (egal womit hierbei die Befundaufzeichnung erfolgt) sinnvoll.

> **Registrierung von Nystagmen**
> Dazu stehen vorzugsweise folgende Methoden zur Verfügung:
> — Frenzel-Brille
> — Elektronystagmographie (ENG), Computernystagmographie (CNG)
> — Videonystagmographie (VNG)

Diese Nystagmus-Registrierungsverfahren werden bei folgenden Untersuchungstechniken angewandt:
— Prüfung auf Spontannystagmus
— Prüfung auf Provokationsnystagmus
— Lage- und Lagerungsprüfung
— Kalorische Labyrintherregbarkeitsprüfung (► Kap. 6 und ► Kap. 7)
— Drehstuhlprüfung mit konzentrischer Rotation
— Drehstuhlprüfung mit exzentrischer Rotation
— Optokinetische Untersuchungen

> **Untersuchungstechniken ohne die o. g. Methoden:**
> — Statische Posturographie
> — Dynamische Posturographie
> — Video-Kopfimpulstest (v-KIT) (► Kap. 8)
> — Dynamische Sehschärfe
> — Messung der vestibulär evozierten myogenen Potenziale (VEMPs) (► Kap. 9):
> — Zervikale VEMPs (cVEMPs)
> — Okuläre VEMPs (oVEMPs)
> — Fundusfotographie
> — Messung der Alkohol-Konzentration in der Atemluft
> — Elektrokochleographie (ECochG)

Im Kontext der apparativen Schwindeldiagnostik sind auch bildgebende Verfahren zu erwähnen, die einen wichtigen Beitrag zur apparativen Diagnostik von Schwindel und Gleichgewichtsstörungen liefern können.

> ❯ Da die wesentlichen Strukturen des Gleichgewichtssystems im Hirnstamm und im Kleinhirn lokalisiert sind, ist die **Magnetresonanztomographie** (MRT) hier das bildgebende Verfahren der ersten Wahl.

Die Computertomographie (CT) vermag hingegen diese Regionen infolge von Aufhärtungsartefakten (u. a. so genannte Houndsfield-Balken) nicht adäquat abzubilden. Die Positronenemissionstomographie hat bis heute keine relevante Rolle in der Diagnostik von Schwindel und Gleichgewichtsstörungen.

Bei der MRT des Kleinhirnbrückenwinkels spielt vor allem die **CISS-Sequenz** (»constructive interference in steady state«, eine stark T2-gewichtete 3D-Gradientenechosequenz mit hoher Flüssigkeitsaffinität) eine wichtige Rolle, denn hiermit lassen sich Vestibularisschwannome und andere Pathologien im inneren Gehörgang besonders gut visualisieren.

Es wurde beschrieben, dass der endolymphatische Hydrops beim Morbus Menière mittels MRT – nach intratympanaler oder intravenöser Applikation von Kontrastmittel – dargestellt werden konnte.

Die hoch auflösende CT ist hingegen als geeignetes Untersuchungsverfahren für folgende (Verdachts-)Diagnosen anzusehen:
— Felsenbeinfraktur
— Dysplasien des Felsenbeins
— Dehiszenz des superioren Bogengangs

Am Rande sei noch als Selbstverständlichkeit erwähnt, dass zu jeder Gleichgewichtsprüfung auch eine Inspektion der Gehörgänge und des Trommelfells sowie audiometrische Untersuchungen gehören.

3.1   Untersuchungen unter Verwendung des Drehstuhls

Grundsätzlich sind hier Untersuchungen mit konzentrischer und mit exzentrischer Rotation zu unterscheiden.

3.1.1 Konzentrische Rotation

Die konzentrische Rotation auf dem Drehstuhl untersucht ausschließlich die Funktion der horizontalen Bogengänge. Voraussetzung hierfür ist, dass die horizontalen Bogengänge genau in Drehrichtung ausgerichtet sind. Hierzu muss der Kopf des aufrecht sitzenden Probanden um 30° nach unten geneigt werden. Die Untersuchung wird zunächst im Dunkeln (VNG-Brille mit geschlossenem Visier) durchgeführt. Wenn dann durch eine in die Brille eingebaute LED eine Fixation ermöglicht wird, kann die **Fixationssuppression** der rotatorisch generierten Nystagmen geprüft werden. Bleibt eine Suppression der Nystagmen durch Fixation aus, spricht dies für eine zentral-vestibuläre Störung.

Die einfachste Form der Drehstuhluntersuchung ist die Untersuchung bei konstanter Beschleunigung, d. h. der Drehstuhl dreht sich mit konstanter Geschwindigkeit.

> ❯ Zur Erinnerung an die Physik: Es handelt sich hier um eine gleichförmige Kreisbewegung. Auf den Körper wirkt folglich nach der Formel $a = \dfrac{v^2}{r}$ eine nach zentripetal gerichtete Beschleunigung. Die auf den Körper wirkende Kraft errechnet sich aus $F = m \times a$.

Es muss hier zwischen perrotatorischen und postrotatorischen Nystagmen unterschieden werden.

Hierbei gelten als Folge des Trägheitsphänomens folgende physiologische Gesetzmäßigkeiten:
— Während der Rotation kommt es zu Nystagmen zur gleichen Seite: Bei Drehung nach links treten somit Nystagmen nach links auf.
— Nach Beendigung der Rotation wechseln die Nystagmen die Richtung: Nach einer Drehung nach links klingen also die Linksnystagmen ab und gehen in Rechtsnystagmen über.

Im klinischen Alltag findet jedoch überwiegend der **Pendeltest** (Sinusoidal-Test) statt. Hierbei unternimmt der Drehstuhl alternierende Rotationen nach einem Sinusmuster (z. B. ±9°/s), folglich werden beide horizontale Bogengänge mit abwechselnden Vorzeichen gereizt. Somit kommt es zu einem alternierenden Wechsel der Nystagmusrichtung. Hierbei kann die Symmetrie der vestibulären Reizantworten beurteilt werden.

> **Tipp**
>
> Der Test ist vor allem geeignet, das Ausmaß der zentralen Kompensation nach einseitigem peripherem Labyrinthausfall festzustellen.

Beim **Trapeztest** (Konstantbeschleunigungstest) wird der Drehstuhl mit einer Beschleunigung von $3°/s^2$ für 30 s beschleunigt, dreht dann für 180 s mit einer Geschwindigkeit von 90°/s, um dann mit einer Beschleunigung von $-3°/s^2$ zu bremsen. Nach 5-min-Pause wiederholt sich der Test mit entgegengesetzter Drehrichtung.

Der **RIDT** (**r**otatory **i**ntensity **d**amping **t**est) nach Claussen et al. ist ein Impulsbeschleunigungstest. Der Drehstuhl vollzieht zunächst in einem Zeitraum von 30 s eine konstante Beschleunigung ($3°/s^2$), um dann für 180 s mit konstanter Geschwindigkeit (90°/s) zu drehen. Dann bremst der Drehstuhl abrupt ab und verbleibt für 5 min in Ruhe. Dann setzt sich der Bewegungszyklus in die Gegenrichtung fort.

3.1.2 Exzentrische Rotation

Die Untersuchung auf einem Drehstuhl mit exzentrischer Rotation (OVAR = **O**ff **V**ertical **A**xis **R**otation) bleibt Einrichtungen vorbehalten, die über eine solche aufwändige, teure Untersuchungseinrichtung verfügen.

Dieser Test dient nicht der Funktionsprüfung der horizontalen Bogengänge, sondern der seitengetrennten Untersuchung des **Utrikulus**. Getestet wird derjenige Utrikulus, der sich außerhalb der Drehachse befindet, denn nur auf diesen wirken Beschleunigungskräfte. Hierbei werden die **subjektive visuelle Vertikale** und/oder die torsionalen Augenbewegungen (3D-VNG) bestimmt.

> ❯ Heute erfolgt die Funktionsprüfung des Utrikulus überwiegend durch die Messung der o-VEMPs.

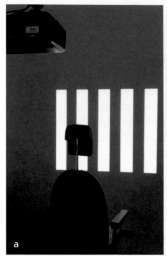
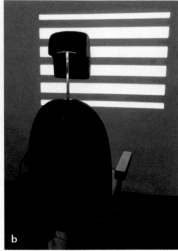
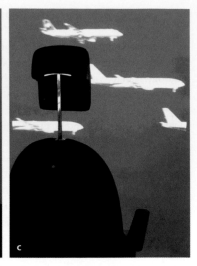

◨ **Abb. 3.1a–c**   Musterprojektionen bei der Prüfung der Optokinetik. **a** Horizontalnystagmen, **b** Vertikalnystagmen **c** Konzentrationsanreiz für Kinder (Horizontalnystagmen)

Am Rande sei noch erwähnt, dass die Funktion des Utrikulus auch durch eine horizontale Beschleunigung in einem Schlitten untersucht werden kann. Solche Untersuchungseinrichtungen sind aber nur unter Forschungsbedingungen verfügbar.

3.2   Okulomotorische Untersuchungen

Es lassen sich folgende fünf physiologische Formen von Augenbewegungen unterscheiden:
- Optokinetischer Reflex
- Blickfolge (»pursuit«, bis 120°/s)
- Sakkaden (bis 700°/s)
- Vestibulookulärer Reflex (VOR)
- Vergenz (Konvergenz, Divergenz, also diskonjugierte Augenbewegungen)

Teilweise wird auch noch die Fixation als sechste Form genannt.

3.2.1   Optokinetik

Das optokinetische System generiert bei anhaltenden Bewegungen der visuellen Umgebung zunächst langsame, konjugierte Augenbewegungen in Bewegungsrichtung. Anschließend kommt es

dann zu Rückstellsakkaden in die entgegengesetzte Richtung. Aus dem Alltag ist vor allem der **Eisenbahnnystagmus** bekannt. Auf dem gleichen Mechanismus beruhen die experimentellen optokinetischen Prüfungen. Hier werden dem unbewegten Probanden – mittels Video-Beamer – periodische (Streifen-)Muster (horizontal, vertikal) projiziert, die – unwillkürlichen – Augenbewegungen (OKAN = **o**pto**k**inetischer **A**fter-**N**ystagmus) werden mittels VNG (offenes Visier) ausgewertet. Typische Stimulusgeschwindigkeiten sind 20°/s, 40°/s und 60°/s. Beurteilt werden vor allem Gain (Quotient aus GLP der Reizantwort und Stimulusgeschwindigkeit) und Seitendifferenz (SD) bzw. Richtungsüberwiegen (RÜ). Während für Erwachsene Hell-Dunkel-Strichmuster verwendet werden, stehen für Kinder geeignetere Symbole (z. B. Flugzeuge) zur Verfügung (◨ Abb. 3.1).

3.2.2   Untersuchung der glatten, langsamen Blickfolge

Hier werden vom zentralen Blickfolgesystem generierte – willkürlich veranlasste – Augenbewegungen untersucht. Diese dienen der ruckfreien Abbildung bewegter Objekte. Der unbewegte Proband folgt mit den Augen projizierten Lichtpunkten auf einer Leinwand. Für den Stimulus stehen verschiedene Reizformen (Sinuspendel, Sägezahn, Dreieck) zur Verfügung. Die Augenbewegungen werden mittels VNG (mit offenem Visier) registriert. Nachholsakkaden zeigen eine Fehlfunktion des langsamen Blickfolgesystems an. Beurteilungskriterien bei der Auswertung sind Gain (= Verhältnis der Geschwindigkeit von Reizantwort und Reiz), SD, RÜ und Phasenverschiebung.

3.2.3 Untersuchung der Sakkaden

Sakkaden sind schnelle, konjugierte Augenbewegungen, die – willkürlich oder unwillkürlich – zur (Wieder-)Aufnahme eines Blickziels im Hirnstamm generiert werden. Beim klinischen Test muss der unbewegte Proband springende Blickziele, die auf eine Leinwand projiziert werden, schnellstmöglich verfolgen. Die Augenbewegungen (bis 700°/s) werden wiederum mittels VNG (mit offenem Visier) registriert. Der Test prüft also willkürliche Änderungen der Blickrichtung. Die Auswertung berücksichtigt SD, Latenzzeiten und Präzision (Hypermetrie, Hypometrie).

❯ Bemerkung am Rande: Auch die »rapid eye movements« im REM-Schlaf sind definitionsgemäß Sakkaden.

Erforderlichenfalls sollte eine ergänzende augenärztliche Untersuchung unter den Aspekten Augenmuskelparesen und Schielen veranlasst werden. Beispielsweise bedingt eine Trochlearisparese mit Lähmung des Nervus obliquus superior das so genannte Bielschofsky-Phänomen: Eine Kopfneigung zur betroffenen Seite führt zu einem Höherstand des betroffenen Auges. Typischerweise neigen Patienten mit einseitiger Trochlearisparese den Kopf zur Gegenseite, um die Doppelbilder auszugleichen (okulärer Schiefhals).

3.3 Untersuchungsverfahren ohne Nystagmographie

3.3.1 Statische Posturographie

Das Prinzip der statischen Posturographie besteht darin, dass der Proband – ohne Schuhe – auf ei-

ner drucksensitiven Platte (Kraftaufnehmerplatte) steht. Diese Platte zeichnet den **Druckmittelpunkt** innerhalb der Fußflächen im zeitlichen Verlauf auf. Üblicherweise erfolgen Befundaufzeichnungen für jeweils 30 s bei offenen und geschlossenen Augen. Damit handelt es sich bei der statischen Posturographie eigentlich um nichts anderes als den Stehversuch nach Romberg, ergänzt durch eine vom Computer auswertbare Registrierung. Posturographie-Plattformen werden von mehreren Herstellern angeboten; die meisten Systeme verfügen über weitergehende diagnostische und therapeutische Funktionalitäten (s. unten).

Einfachstes diagnostisches Kriterium bei der klassischen statischen Posturographie ist der Umstand, dass die Körperschwankungen bei visueller Kontrolle geringer sind als bei geschlossenen Augen. Ein gegenteiliger Befund spricht entweder für eine somatoforme Störung oder ein demonstratives Verhalten.

❯ Peripher-vestibuläre Störungen führen zu einer Lateropulsion auf die Seite des geringeren Tonus. Bei einer Läsion des Kleinhirns ist eine Posteropulsion typisch.

▣ Abb. 3.2 zeigt einen Normalbefund bei der statischen Posturographie.

▣ Abb. 3.3 passt zu einem demonstrativen Verhalten: Bei offenen Augen (links) sind die Auslenkungen ausgeprägter als bei geschlossenen Augen (rechts).

Durch eine Analyse der Frequenz der registrierten Schwankungen mittels Fourier-Transformation soll nach Schwesig et al. 2006 ein Rückschluss auf Ursache bzw. Lokalisation der Störung möglich sein:

Frequenzbereich (Hz)	Posturales Subsystem
0,03–0,1	Visuelles System, nigrostriatales System
0,1–0,5	Peripher-vestibuläres System
0,5–1,0	Somatosensorisches System
≥ 1,0	Zerebelläres System

Die Craniocorpographie (CCG) nach Claussen stellt eine Variante der Posturographie dar. Hierbei werden die Körperbewegungen durch am Probanden befestigte Leuchten in einem abgedunkel-

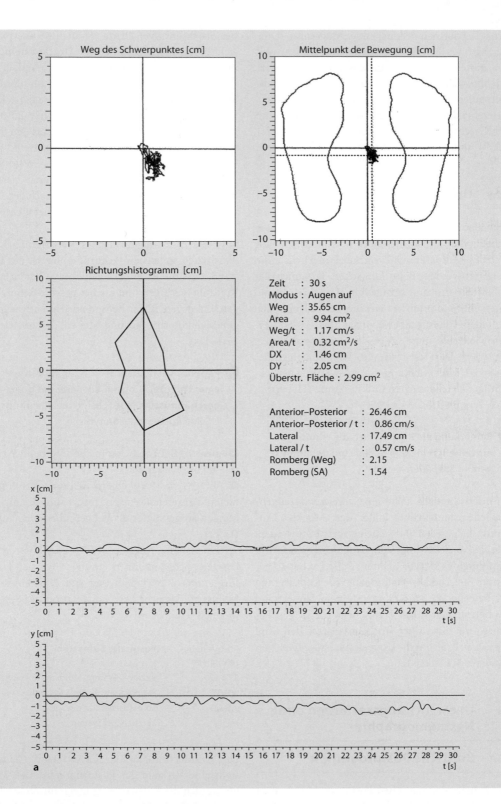

Abb. 3.2   Statistische Posturographie: Normalbefund. **a** Augen offen, **b** Augen geschlossen

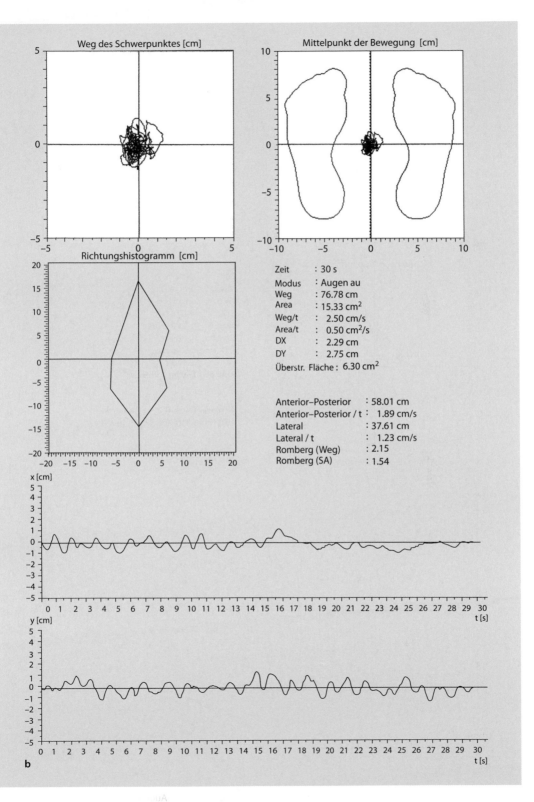

Weg des Schwerpunktes [cm]

Mittelpunkt der Bewegung [cm]

Richtungshistogramm [cm]

Zeit	: 30 s
Modus	: Augen au
Weg	: 76.78 cm
Area	: 15.33 cm^2
Weg/t	: 2.50 cm/s
Area/t	: 0.50 cm^2/s
DX	: 2.29 cm
DY	: 2.75 cm
Überstr. Fläche :	6.30 cm^2

Anterior–Posterior	: 58.01 cm
Anterior–Posterior / t	: 1.89 cm/s
Lateral	: 37.61 cm
Lateral / t	: 1.23 cm/s
Romberg (Weg)	: 2.15
Romberg (SA)	: 1.54

x [cm]

y [cm]

b

◘ **Abb. 3.2** Fortsetzung

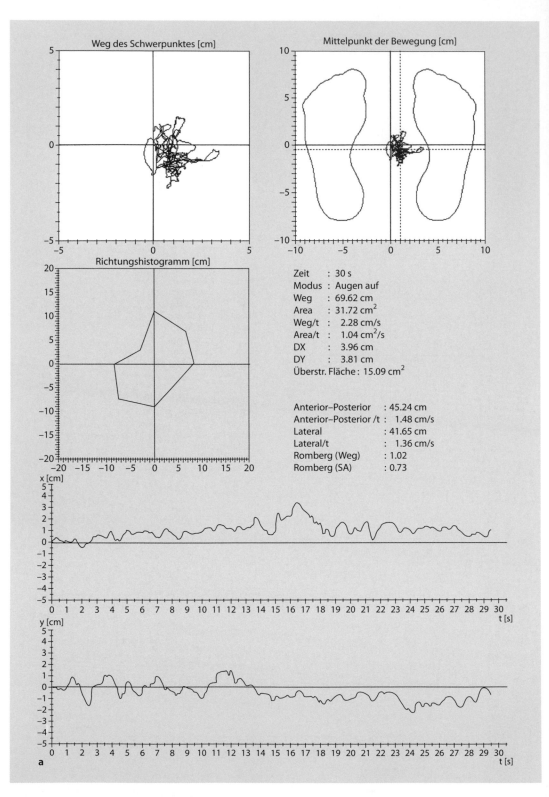

□ Abb. 3.3   Statische Posturographie: Verdacht auf Aggravation. **a** Augen offen **b** Augen geschlossen

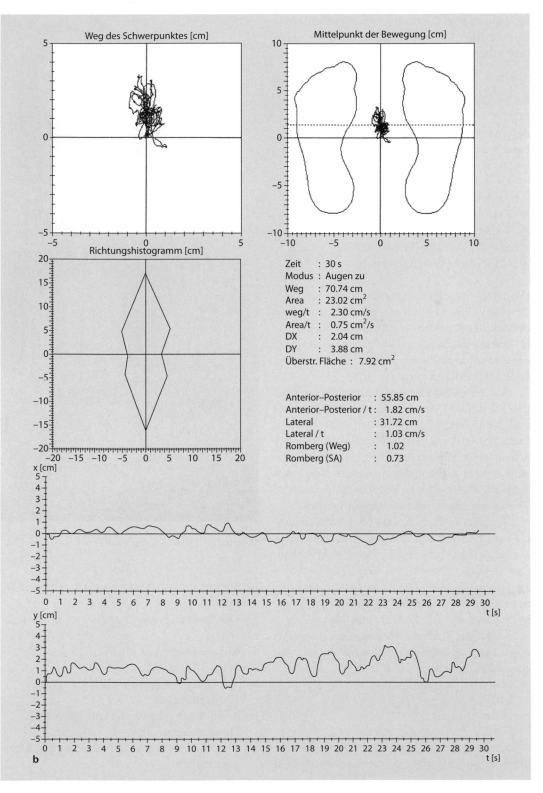

Weg des Schwerpunktes [cm]

Mittelpunkt der Bewegung [cm]

Richtungshistogramm [cm]

Zeit	: 30 s
Modus	: Augen zu
Weg	: 70.74 cm
Area	: 23.02 cm^2
weg/t	: 2.30 cm/s
Area/t	: 0.75 cm^2/s
DX	: 2.04 cm
DY	: 3.88 cm
Überstr. Fläche	: 7.92 cm^2

Anterior–Posterior	: 55.85 cm
Anterior–Posterior / t	: 1.82 cm/s
Lateral	: 31.72 cm
Lateral / t	: 1.03 cm/s
Romberg (Weg)	: 1.02
Romberg (SA)	: 0.73

b

◘ **Abb. 3.3**   Fortsetzung

ten Raum fotografisch mittels Langzeitbelichtung aufgezeichnet. Modernere Registrierungsverfahren haben diese Technik weitgehend abgelöst.

3.3.2 Dynamische Posturographie

Bei der dynamischen Posturographie steht der Proband in der Untersuchungssituation nicht nur, sondern er bewegt sich.

Es sind hier mehrere kommerzielle Systeme verfügbar:
- Enke-Platte (Otometrics)
- Tetrax (Sunlight, Maico)
- SMART EquiTest (NeuroCom)
- VertiGuard (VestiCure GmbH)

Die Enke-Platte (benannt nach deren Entwickler Dr. Martin Enke) erlaubt neben der Durchführung der üblichen statischen Posturographie auch dynamische Untersuchungen. Der Proband kann durch ein Kissen destabilisiert werden. Weiterhin sind Feedback-Übungen möglich.

Das Tetrax-System besteht ebenfalls aus einer drucksensitiven Platte. Hierauf sind Messungen in acht definierten Körperpositionen zu absolvieren. In das System ist die oben beschriebene Analyse der Schwankungsfrequenz integriert. Das Sturzrisiko wird in einer Ampelgrafik visualisiert. Neben den diagnostischen Optionen kann das System auch zu Therapiezwecken (Feedback) genutzt werden.

Der SMART EquiTest (◘ Abb. 3.4) stellt in dieser Kategorie das High End-System dar und bleibt spezialisierten Kliniken und Praxen vorbehalten. Das Herzstück besteht aus einer Plattform mit kippbarem Horizont. Die Bodenplatte vermag sowohl Kippbewegungen (auf/ab) als auch horizontale Translationen (vor/zurück) auszuführen.

Auf dieser Plattform können unter diagnostischen Aspekten folgende Untersuchungssequenzen ausgeführt werden:
- Sensorischer Organisationstest
- MCT
- Adaptationstest

Beim sensorischen Organisationstest steht der Proband auf einer Plattform, die Kippbewegungen

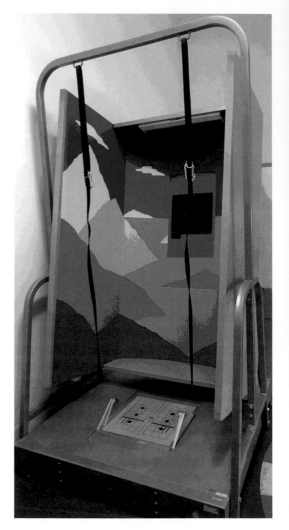

◘ Abb. 3.4   SMART EquiTest (Fa. NeuroCom)

nach vorne und nach hinten zulässt; ferner ist der Horizont beweglich.

Der übliche Testablauf umfasst sechs Konditionen:
- Kondition 1: Augen auf, Plattform statisch, Horizont statisch
- Kondition 2: Augen zu, Plattform statisch, Horizont statisch
- Kondition 3: Augen auf, Plattform statisch, Horizont kippt
- Kondition 4: Augen auf, Plattform kippt, Horizont statisch

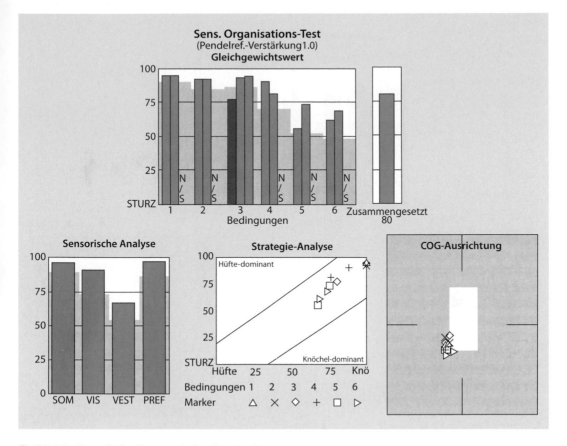

Abb. 3.5   Normalbefund im sensorischen Organisationstest

- Kondition 5: Augen zu, Plattform kippt, Horizont statisch
- Kondition 6: Augen auf, Plattform kippt, Horizont kippt

In ◘ Abb. 3.5 und ◘ Abb. 3.6 sind zwei typische Befunde gezeigt.

Der **motorische Kontroll-Test (MCT)** besteht darin, dass der Proband auf einer Plattform steht, die Bewegungen (Translationen) in Vorwärts-Rückwärts-Richtung zulässt. Die Translationen variieren seitengetrennt in Richtung (vorwärts, rückwärts) und Ausmaß (gering, mittel, groß). Das wesentliche Kennzeichen dieses Tests ist, dass er praktisch keinen willentlichen Einflussfaktoren unterliegt. Ein regelrechter MCT spricht also bei anderweitig pathologischen Befunden für Aggravation oder psychogene Störungen.

Kennzeichen des **Adaptationstests** ist, dass die Untersuchungsplattform bei der Untersuchung unvorhersehbar aufwärts oder abwärts kippt. Bei jeweils fünf durchgeführten Tests ist zu erwarten, dass der Proband die Lageänderungen zunehmend besser kompensieren kann. Ein gegenteiliger Befund spricht wiederum für Aggravation oder psychogene Störungen.

Beim **CTSIB** (clinical test of sensory interaction and balance) wird die Standsicherheit des Probanden auf festem und weichem Untergrund jeweils mit offenen und geschlossenen Augen überprüft. Dieser Test wird auf einer anderen Komponente des Testsystems, einer Posturographie-Plattform, durchgeführt – es handelt sich also vom Grundprinzip um die im ▶ Abschn. 3.3.1 beschriebene statische Posturographie. Der Test ist sehr sensitiv für Aggravation und psychogene Einflussfaktoren.

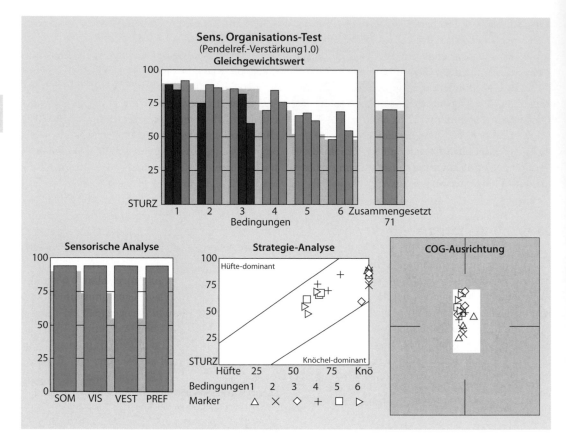

◘ **Abb. 3.6** Typischer Befund einer Aggravation im sensorischen Organisationstest. Während es bei den einfacheren Konditionen 1–3 zu pathologischen Befunden kommt, verlaufen die schwierigeren Tests 4–6 regelrecht

Das **VertiGuard**-System bedient sich zur Befundregistrierung eines Sensorgürtels, der gleichzeitig im Rahmen eines Feedback-Trainings vibrotaktile Reize aussenden kann. Dieser Sensorgürtel wird als Hüftgurt getragen. Die Sensoren messen die Körperschwankungen am Körperschwerpunkt. Überschreiten die Schwankungen einen kritischen Wert, werden Vibrationen ausgelöst. In diagnostischer Hinsicht ermöglicht das System eine Körperschwankungsanalyse (Standard-Balance-Defizittest in nichtgeriatrischer und geriatrischer Variante, jeweils 14 Konditionen), auch hier wird das Ergebnis als »Sturzampel« angezeigt.

❶ **Cave**
Abschließend ist noch davor zu warnen, kommerzielle Spielkonsolen (Sony Playstation, Nintendo Wii etc.), die auch mit »Ba-
lance Bords« erhältlich sind, zur ärztlichen Diagnostik oder zum Training einzusetzen, da den Geräten die Zulassung nach MPG (Medizinproduktegesetz) fehlt. Für das häusliche Training können Spielkonsolen mit geeigneter Software aber durchaus sinnvoll eingesetzt werden.

3.3.3 Dynamische Sehschärfe

Die Bestimmung der dynamischen Sehschärfe (»dynamic visual acuity« – DVA) gestattet ähnlich wie bei dem vKIT eine Beurteilung des Funktionszustandes der drei Bogengänge. Die Differenz zwischen dem statischen Visus (Sehtest) und dem dynamischen Visus während eines Kopfimpulses in der jeweiligen Bogengangebene (120° ± 30°/s) dient als Indikator. Der Test beruht auf der Fähigkeit des VOR, stabile Bilder auf der Retina zu erzeugen. Beurteilt wird die visuelle Unschärfe, die durch die Beeinträchtigung des VOR während eines Kopfimpulses durch Veränderungen der Relation zwischen Augen- und Kopfgeschwindigkeit resultiert. Den Patienten werden dazu Landolt-Ringe an einem Monitor präsentiert, und der Patient muss über eine spezielle Tastatur reagieren. Als pathologisch wird eine Verschlechterung des Sehvermögens von mehr als zwei Stufen angesehen.

3.3.4 Fundusfotographie

Bei der Fundusfotographie handelt es sich eigentlich um ein Untersuchungsverfahren aus der Ophthalmologie. Gegenstand der Untersuchung ist die Darstellung des Augenhintergrundes mittels fotografischer Aufzeichnung. Unter dem Gesichtspunkt der Gleichgewichtsdiagnostik ist hier nur eine Verdrehung des Augenhintergrunds im Rahmen einer Ocular-tilt-Reaktion (Gegenrollung der Augen) relevant.

3.3.5 Messung der Alkohol-Konzentration in der Atemluft

Alkoholkonsum kann bekanntermaßen Störungen der Gleichgewichtsfunktion herbeiführen. Bekanntestes Korrelat ist der positionale Alkoholnystagmus (PAN), der in der Anflutungsphase (PAN I) und in der Abflutungsphase (PAN II) auftreten kann. Insbesondere bei gutachterlichen Fragestellungen, aber natürlich auch in der Routine-Diagnostik, kann Alkoholkonsum zu relevanten Verfälschungen bei der Befundinterpretation führen. Es empfiehlt sich daher, unmittelbar vor der Gleichgewichtsprüfung eine Bestimmung der Alkoholkonzentration in der Ausatemluft vorzunehmen. Hierfür stehen geeichte Messgeräte zur Verfügung, die auch bei der Polizei Verwendung finden. Vor der Verwendung von nicht-geeichten Messgeräten aus dem Elektronikhandel oder dem Internethandel ist zu warnen.

3.3.6 Elektrokochleographie

Die Elektrokochleographie wird heute nur noch selten im Rahmen der Abklärung eines Morbus Menière durchgeführt. Mittels einer transtympanal eingebrachten Elektrode werden Summationspotenzial (SP) und Summenaktionspotenzial (AP) vom Promontorium abgeleitet. Ein Quotient SP/AP von $> 0{,}3$ wird als Hinweis auf einen endolymphatischen Hydrops gewertet.

Literatur

Basta D, Ernst A (2014) Mobile Posturographie als Grundlage eines individualisierten Neurofeedbacktrainings. In: Ernst A, Basta D (Hrsg) Vertigo – Neue Horizonte in Diagnostik und Therapie. 9. Hennig Symposium. Springer, Wien, S 63–70

Claussen CF, Claussen E, Patil NP, Schneider D (1989) The rotatory intensity damping test (RIDT) – a combined clinical supraliminal and supramaximal rotational test. Acta Otolaryngol Suppl 468:313–316

Ernst A, Basta D (2012) Gleichgewichtsstörungen. Thieme, Stuttgart

Frenzel H (1982) Spontan- und Provokations-Nystagmus, 2. Aufl. Springer, Berlin Heidelberg

Goldberg JM, Wilson VJ, Cullen KE (2012) The vestibular system. A sixt sense. Oxford University Press, New York

Henderson CC (2012) Electrocochleography: clinical applications. In: Atcherson SR, Stoody TM (Hrsg): Auditory Electrophysiology. Thieme, New York, S 175–186

Lehnen N, Jahn K, Schneider E (2013) Kopfimpulstest und dynamische Sehschärfe. NeuroTransmitter 24:39–43

Leigh RJ, Zee DS (2006) The neurology of eye movements, 4. Aufl. Oxford University Press, New York

Peters BT, Mulavara AP, Cohen HS, Sangi-Haghpeykar H, Bloomberg JJ (2012) Dynamic visual acuity testing for screening patients with vestibular impairments. J Vestib Res. 22:145–151

Scherer H (1997) Das Gleichgewicht, 2. Aufl. Springer, Berlin Heidelberg

Schiefer U, Wilhelm H, Hart W (2007) Clinical neuro-ophthalmology. Springer, Berlin Heidelberg

Schwesig R, Lauenroth A, Müller A, Becker S, Hottenrott K (2006) Parametrisierung posturaler Subsysteme mit Posturographie. Manuelle Medizin 44:376–384

Stoll W, Most E, Tegenthoff M (2004) Schwindel und Gleichgewichtsstörungen, 4. Aufl. Thieme, Stuttgart

Strupp M, Walther LE, Eckhardt-Henn A, Zeitz PF (2013) Diagnose von Schwindel mit besonderem Blick auf Augenbewegungsstörungen. Ophthalmologe 110:31–38

Thömke F (2008) Augenbewegungsstörungen, 2. Aufl. Thieme, Stuttgart

Vital D, Hegemann SC, Straumann D, Bergamin O, Bockisch CJ, Angehrn D, Schmitt KU, Probst R (2010) A new dynamic visual acuity test to assess peripheral vestibular function. Arch Otolaryngol Head Neck Surg. 136:686–691

Westhofen M (2002) Vestibuläre Untersuchungsmethoden. PVV, Ratingen

Registrierung von Augenbewegungen (»eye-tracking«)

Gilfe Reiß, Michael Reiß

M. Reiß, G. Reiß, *Gleichgewichtsdiagnostik*,
DOI 10.1007/978-3-662-45325-4_4, © Springer-Verlag Berlin Heidelberg 2015

4.1   Einleitung

Periphere und zentrale vestibuläre Störungen beeinträchtigen in den meisten Fällen den vestibulookulären Reflex (VOR), was dann mit typischen Augenbewegungsstörungen einhergeht. Entsprechende Störungen kommen bei HNO-ärztlichen, aber auch bei neurologischen und ophthalmologischen Erkrankungen vor. Neben der klinischen Untersuchung mit der Frenzel-Brille ist die Erfassung von Nystagmen mit einer geringen Intensität bzw. Winkelgeschwindigkeit nur mit technischen Hilfsmitteln möglich.

Augenbewegungen sind überwiegend auf die Rotation in drei Ebenen beschränkt. Somit besitzt das Auge für seine Bewegung die drei Freiheitsgrade horizontal, vertikal und torsionell. Durch die Augenbewegungen soll insbesondere ein beobachtetes Objekt auf der Fovea gehalten werden, damit ein stabiles visuelles Bild aufrechterhalten werden kann. Die Fovea ist der Teil der Retina, welche die höchste Dichte an Zapfen aufweist, was bei Helligkeit die höchste Detailauflösung erlaubt. Augenbewegungen können in verschiedene Klassen eingeteilt werden, welche sich besonders aufgrund ihrer Funktion und ihrer physiologischen Eigenschaften unterscheiden: Blickstabilisierung mittels VOR, Sakkaden, optokinetische Bewegungen, gleitende Folgebewegungen (»smooth pursuit movements«, Blickfolgesystem), Vergenzbewegungen und visuelle Fixationen.

Prinzipiell kann man bei der Erfassung von Augenbewegungen bzw. Nystagmen zwischen psychophysischen, mechanischen, elektrischen bzw. elektronischen und optischen Verfahren unterscheiden, wobei in diesem Abschnitt die apparativen bzw. objektiven Techniken erörtert werden. Die automatischen Methoden zur Erfassung von Augenbewegungen bezeichnet man auch als »eyetracking«. Heutzutage werden vor allem optische und auch die elektrischen Verfahren eingesetzt. Bei der Erfassung von Augenbewegungen kann man die Registrierung in Beziehung zum Kopf von der in Beziehung zum Raum unterscheiden.

> ❯ Die automatische Registrierung der Augenbewegungen kann nicht die klinische Untersuchung z. B. mit der Frenzel-Brille ersetzen, da es u. a. neben den drei Hauptaugenbewegungsrichtungen horizontal, vertikal und torsionell noch weitere gibt (z. B. diagonal, gemischt – vor allem horizontal torsionell oder vertikal torsionell, Nystagmus retractus).

Bei der Technologie der Nystagmusaufzeichnung und ihrer Auswertung ist es zweckmäßig, die folgenden Arbeitsschritte abzugrenzen:
1. Erfassung, Ableitung bzw. Erkennung des Nystagmus (Nystagmographie, Augenbewegungsanalyse, Okulographie, Eye-Tracking bzw. Sensorik)
2. Aufzeichnung, Registrierung bzw. Archivierung der Ergebnisse
3. Auswertung bzw. Verarbeitung (rechnergestützt bzw. automatisch oder früher mit der »Hand« mittels Papier und Stift)

Alle drei Arbeitsschritte wurden in den letzten Jahrzehnten (weiter-)entwickelt bzw. erheblich verfeinert und werden heutzutage in der Vestibularisdiagnostik allgemein unter dem Begriff der Computernystagmographie (CNG) subsummiert.

Die Ableitung und Erfassung eines Nystagmus steht hierbei ganz besonders im Mittelpunkt des Interesses. Die CNG erlaubt die genaue Dokumentation von Untersuchungsergebnissen auch bei verschiedensten Reiztechniken (z. B. rotatorische und optokinetische Prüfungen) und die exakte Quantifizierung und automatische Auswertung der Messwerte. Neben den genannten Schritten 2 und 3, die eine passive Aufzeichnung und nachfolgende Auswertung umfassen (»offline«, »offtape«), können die Augenbewegungsdaten auch interaktiv in einem experimentellen Ablauf integriert werden (»online«, »real-time«).

Eine Vielzahl von Gerätesystemen kann aus den derzeit verfügbaren Sensoren, Aufzeichnungsmedien und Verarbeitungseinheiten zusammengestellt werden. Man muss beachten, dass das Eye-Tracking nicht nur als diagnostisches Werkzeug, sondern auch zur Therapie bzw. Rehabilitation bis zu visuellen Steuerungssystemen, wie z. B. bei Patienten mit Querschnittslähmungen, eingesetzt werden kann.

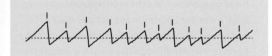

4.2 Nystagmusparameter

Zur quantitativen und qualitativen Beurteilung eines Nystagmus existieren verschiedene Parameter. Die Auswahl des jeweiligen Nystagmusparameters hängt von der Reizart, von der Fragestellung und auch von der zur Verfügung stehenden Technik ab. Neben der Schlagrichtung sind natürlich die Zahl bzw. die Frequenz und die Dauer wichtige Parameter.

Komponenten des Nystagmus, die die Intensität kennzeichnen, sind die Geschwindigkeit der langsamen Phase (GLP), die Amplitude bzw. die Gesamtamplitude (GA bzw. Amplitudensumme) und die Nystagmusfrequenz (Schlagzahl, Anzahl der Nystagmusschläge in einem definiertem Zeitraum, d. h. in 30 s) (◘ Abb. 4.1).

Die GLP (»slow phase velocity« – SPV oder »slow component velocity« – SCV) korreliert eng mit der Auslenkung der Kupula und somit direkt mit dem vestibulären Reiz. Weiterhin korreliert die GLP eng mit der Nystagmusamplitude (◘ Abb. 4.2).

❯ Die langsame Komponente (bzw. langsame Phase) spiegelt die Funktion des Gleichgewichtsapparats wider und stellt daher das ausschlaggebende Kriterium bei der Auswertung dar.

Die Amplitude eines Nystagmusschlages ist die Senkrechte vom oberen Umkehrpunkt der Kurve auf der Grundlinie. Sie stellt das Maß bzw. den Winkel dar, um den sich das Auge während der langsamen Nystagmusphase dreht. Die GA ist dagegen die Summe aller Nystagmusamplituden im

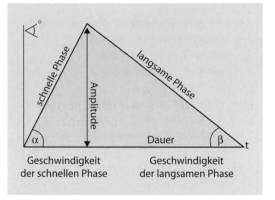

◘ **Abb. 4.2** Parameter eines Nystagmus: Amplitude, Geschwindigkeit der schnellen und der langsamen Phase (GLP) (Reiß und Reiß 2010).

Aufzeichnungsraum bzw. ist die Summe aller Nystagmusschläge, die die Gesamtdrehung des Auges darstellen würde, wenn die schnelle Phase die Drehung nicht immer unterbrechen würde.

Die GLP und die Nystagmusfrequenz korrelieren in etwa mit der Stärke des subjektiv empfundenen Schwindels. Die Angabe der Winkelgeschwindigkeit für Nystagmen (°/s) gehört inzwischen zum diagnostischen Standard der Bogengangsfunktion. Die Nystagmusfrequenz entsteht dagegen als Folge der zentral gesteuerten Rückstellfunktion und ist damit für die Prüfung der Bogengänge nicht geeignet. Die Frequenz war aber bei der Untersuchung mit der Frenzel-Brille praktisch der einzige Parameter. Aufgrund der Erfassung der zentralnervösen Funktion und auch aufgrund der traditionellen Bedeutung wird die Frequenz nach wie vor bei der Diagnostik registriert, auch wenn sie an Bedeutung verloren hat. Die Latenz und die Gesamtdauer der Nystagmusreaktion werden heutzutage aufgrund ihrer ungenauen Aussage nicht mehr für die Auswertung benutzt.

Weitere Parameter, wie die Energie (GA multipliziert mal Frequenz), mittlere GLP (GA dividiert durch die Gesamtzahl der Nystagmusschläge) oder Intensität (Amplitude dividiert durch die Dauer) besitzen gegenüber der GLP keinen Vorteil und haben sich daher in der Praxis auch nicht durchgesetzt.

4

> **Bei der Aufzeichnung der Nystagmen gilt:**
> - Horizontale Nystagmen nach rechts werden nach oben,
> - horizontale Nystagmen nach links werden nach unten,
> - vertikale Nystagmen nach oben (Upbeat) werden nach oben,
> - vertikale Nystagmen nach oben (Downbeat) werden nach unten,
> - rotatorische Nystagmen im Uhrzeigersinn werden nach oben und
> - rotatorische Nystagmen gegen den Uhrzeigersinn werden nach unten aufgezeichnet.

4.3   Leuchtbrillenuntersuchung – Frenzel-Brille

Von Herrmann Frenzel (1895-1967), von 1942 bis 1963 Ordinarius für Hals-Nasen-Ohren-Heilkunde in Göttingen, wurde im Jahr 1925 eine Zelluloid-Autobrille zur Beobachtung von Augenbewegungen vorgestellt. Die Gläser waren gegen Lupen mit +20 Dioptrien ausgetauscht worden und zwei Taschenlampenbirnen, die an den Seiten im Inneren der Brille angebracht waren, ermöglichten die Untersuchung im dunklen Raum. Die Beleuchtung verhinderte auch die Fixation, da es nicht möglich ist zu fixieren, wenn man vom Hellen ins Dunkle schaut. Das war gegenüber der bereits zu dieser Zeit verwendeten Lupenbrille nach Bartels, die keine Beleuchtung hatte, eine entscheidende Verbesserung. Der Vergrößerungseffekt und die Beleuchtung erleichtern außerdem noch die Beobachtung der Bulbusbewegungen. Die Leuchtbrille nach Frenzel (Frenzel-Brille) ist seit dem ein unentbehrlicher Bestandteil der klinischen Untersuchung. Man unterscheidet eine einfache Leuchtbrille mit externer Stromversorgung, die Brille mit Batteriegriff und die Brille mit aufklappbaren Gläsern. Die jetzt verfügbaren Brillen haben konvexe Gläser mit einer Brechkraft von +15 bis +20 Dioptrien.

❶ Cave
Der Untersuchungsraum muss immer stark abgedunkelt sein, sonst können besonders helle Gegenstände schemenhaft erkannt und fixiert werden. In der Praxis ist das aber oft nicht möglich. Die beleuchtenden Lämpchen können ebenfalls noch die Fixation begünstigen oder zum Blinzeln bzw. Blendeffekten führen.

Die Untersuchung mit der Frenzel-Brille hat einen orientierenden qualitativen Charakter (Suche nach SPN, Lage- und Lagerungsprüfungen, bei konsiliarischen Untersuchungen). Das Ergebnis einer Untersuchung hängt sehr von der genauen Beobachtung des Untersuchers ab. Neben der Schlagrichtung und dem Grad des Nystagmus (1. bis 3. Grades) sowie den drei Grundtypen (richtungsbestimmter, regelmäßiger und regelloser Blickrichtungsnystagmus) können die Frequenz und in gewissem Ausmaß auch die Amplitude beurteilt werden. Quantitativ kann jedoch nur die Frequenz (Anzahl der Nystagmen) in einem bestimmten Zeitabschnitt und nicht die Nystagmusparameter (vor allem GLP, GA) erfasst werden.

Nachteilig ist neben der mangelnden Dokumentierbarkeit von Nystagmusbefunden auch, dass die Frenzel-Brille etwas groß ist, sodass sie nicht in die Kitteltasche passt. Bei kleineren Brillen ohne Beleuchtung muss dagegen darauf geachtet werden, dass der Raum soweit abgedunkelt wird, dass die Augenbewegung noch beurteilt werden kann.

❯ Ein SPN unter der Frenzel-Brille ist immer pathologisch.

4.4   Apparative Nystagmuserfassung

4.4.1   Übersicht und historische Entwicklung

Die ersten Versuche einer mechanischen Registrierung erfolgten in der 2. Hälfte des 19. Jahrhundert, wobei nach Ernst Mach die einfachste Methode darin bestand, einen Zeigefinger auf das geschlossene Oberlid zu legen. Das Auflegen einer luftgefüllten Blase auf die Lider und Messung der Volumen- und Druckänderung innerhalb der Blase stellten eine Verfeinerung dar. Eine Ableitung der Bulbusbewegung über entsprechende Stäbe, welche am betäubten Auge befestigt waren, wurde bereits 1898 von Edmund Burke Delabarre beschrieben und von Johannes Ohm 1928 sowie Lorente de Nó 1933 angewendet. So führte Johannes Ohm im Jahr 1928 mit seinem Hebelnystagmographen erstmals Reihenuntersuchungen bei Arbeitern im Steinkohlebergbau durch und konnte damit den Bergarbeiternystagmus aufklären.

Anfang des 20. Jahrhunderts erfolgte die Registrierung mit photographischen Methoden. Bei den optischen Methoden werden Bewegungen von bestimmten Strukturen des Auges gemessen. 1899 wurde von Raymond Dodge Augenbewegungen direkt photographiert, wobei das Bild des Auges auf eine Platte fokussiert wurde, die mit konstanter Geschwindigkeit – durch ein Ölbad oder dann durch Luftdruck gebremst – nach unten fiel. Die Photo-Elektro-Nystagmographie (PENG) bzw. Limbusdetektionsmethode benutzt die Iris-Skleragrenze (Limbus), welche einen relativ scharfen Kontrast darstellt. Mit Hilfe von paarig angeordneten Photozellen wird das von der Iris und der Sklera unterschiedlich reflektierte Licht gemessen und somit das Vorliegen eines Nystagmus registriert. Gegenüber der Elektronystagmographie (ENG) hat die PENG den Vorteil der höheren Auflösung kleinamplitudiger Augenbewegungen und auch eine störungsfreiere Gleichspannungsregistrierung bei der damals durchgeführten galvanischen Reizung. Für die Routinevestibularisdiagnostik hat sich diese Methode nicht durchsetzen können.

Die ENG zur elektrischen Registrierung der horizontalen und vertikalen Augenbewegungen fand in der Mitte des 20. Jahrhundert Eingang in die klinische Routine und war viele Jahre ein wesentliches Instrumentarium in der neurootologischen und neuroophthalmologischen Diagnostik. Die Bezeichnung Elektrookulographie wird dagegen selten benutzt.

Die Kontaktlinsenmethode mit Hilfe von »scleral search coils« (Search-Coil-Technik) wurde bereits 1963 von Robinson beschrieben. Die Videookulographie (VOG) bzw. die Videonystagmographie (VNG), d. h. die Videoaufzeichnung der Augenbewegung mit speziellen Infrarotkameras ist eine weitere optische Methode, wobei z. B. die Pupille oder der Kornealreflex als Bezugsgröße die-

nen können. Die VNG hat heutzutage aufgrund der Vorteile die ENG im klinischen Gebrauch letztendlich abgelöst. Der Vorteil ist, dass die Augenbewegungen mit Hilfe eines Monitors exakt beobachtet und entsprechend dokumentiert werden können.

Man kann somit drei Hauptmethoden der Registrierung von Augenbewegungen unterscheiden:

- ENG
- Kontaktlinsenmethode (Search-Coil-Technik)
- Photonystagmographie oder VNG: mittels Pupillentracking, Limbustracking, Lichtreflektionen am Auge

4.4.2 Elektronystagmographie (ENG)

Geschichtlicher Überblick

Die ENG wurde bereits 1922 von Schott und 1929 von Meyers vorgeschlagen, wobei diese Autoren jedoch annahmen, Muskelaktionspotenziale zu registrieren. Mowrer 1936 und Jung 1939 hatten dagegen die korneoretinale Potenzialrate als Grundlage der galvanometrischen Registrierung von Augenbewegungen erkannt. Die ENG setzte sich dann erst allmählich Anfang der 1950er Jahre durch.

Die Aufzeichnung des ENG erfolgte auf thermosensitiven Papierrollen mit einer standardisierten Vorschubgeschwindigkeit (thermosensitive Schreibsysteme). Die Auswertung erfolgte dann per Hand, d.h. durch Bestimmung der Richtung und Zählung der Nystagmen, und die GLP musste mit Winkelmesser, Papier und Bleistift erfasst werden. Die CNG stellte später eine Weiterentwicklung dar und ermöglichte dann neben der automatischen Nystagmuserkennung auch deren Auswertung sowie die grafische Darstellung und Archivierung der Daten.

Die ENG war viele Jahre die am häufigsten gebrauchte Methode zur Registrierung von Augenbewegungen im klinischen Bereich.

Prinzip und Grundlagen

Im Prinzip ist das ENG dem Elektrokardiogramm verwandt. Es wird die elektrische Dipoleigenschaft (wie eine Batterie) des Auges ausgenutzt. Die Retina ist gegenüber der Kornea negativ geladen, wobei die Potenzialdifferenz bis 1 mV beträgt. Damit existiert an beiden Augen jeweils ein elektromagnetisches Feld. Diese Potenzialdifferenz wird als korneoretinales Potenzial bezeichnet. Die optische Achse entspricht etwa der elektrischen Achse. Augenbewegungen führen zu Mitbewegungen des elektrischen Dipols, wodurch im umgebenden Gewebe Potenzialverschiebungen zwischen 15 und 200 µV hervorgerufen werden. Mittels Hautelektroden an entsprechenden Ableitorten in der Nähe der Augen bzw. Augenwinkel können diese Potenzialverschiebungen abgeleitet und verstärkt werden.

Beiderseits eines Auges platzierte Oberflächenelektroden können horizontale Augenbewegungen, ober- und unterhalb des Auges angeordnete Elektroden können dagegen vertikale Augenbewegungen registrieren. Die binokuläre Ableitung besitzt für die allgemeine Vestibularisdiagnostik die größte Bedeutung.

Nach der Umwandlung der analogen in digitale Daten erfolgt die Registrierung mittels Schreibers auf Millimeterpapier bzw. dann die weitere Verarbeitung durch den Rechner. Die Untersuchung der Augenbewegungen wird in einem abgedunkelten Raum bei geschlossenen Augen des Patienten durchgeführt. Zu Beginn muss eine Kalibrierung der Nystagmusamplituden erfolgen, da die korneoretinalen Potenziale in hohem Maße schwanken. Für die Bewertung der GLP ist aber die genaue Bestimmung der Nystagmusamplituden eine unabdingbare Voraussetzung. Schwer kontrollierbare Störgrößen sind die von den Augenmuskeln erzeugten Potenziale.

Vor- und Nachteile

Hauptvorteile sind, dass die ENG-Untersuchungen auch bei geschlossenen Augen und im Schlaf möglich sind, dass die Methode nichtinvasiv ist und dass das ENG relativ einfach zu bedienen ist. Es ist ein nützliches Untersuchungsinstrument bei Kindern. Nachteilig ist, dass elektrische Artefakte, wie Potenzialschwankungen, Drifts und Brummsignale (z. B. durch die Drossel einer Neonröhre, schlechten Haut- und Elektrodenkontakt, ein defektes Kabel oder durch Übersprechen), sowie biologische Potenziale durch Kontraktionen der mimischen Muskulatur oder Lidschläge auftreten können und dass nur eine zweidimensionale Ableitung möglich ist.

4.4.3 Videonystagmographie (VNG) – Videookulographie (VOG) – Lichtreflexionen

Geschichtlicher Überblick

Videoaufnahmen von Augenbewegungen wurden erstmals 1960 von Llewellyn-Thomas und 1963 von Young durchgeführt, wobei das Video während der Untersuchung oder erst im Nachhinein zeitaufwändig ausgewertet werden musste. Die Verkleinerung der Aufnahmegeräte mittels »Charged Coupled Device« (CCD)-Chips ermöglichte ab 1983 den Einsatz für die Aufzeichnung von Augenbewegungen bei Probanden in der Schwerelosigkeit (Astronauten und Kosmonauten) an Bord von Spacelab-Flügen der NASA und der Raumstation MIR. Das Signal für die Befunddokumentation bzw. die Auswertung wurde zu einem Videorecorder geschickt oder in einem Rechner gespeichert. Der klinische Einsatz der VOG wurde ab 1991 durch die Arbeiten von Clarke und Teiwes ermöglicht. Sie entwickelten eine lichtdicht abschließende Brille (modifizierte Tauchermaske), die Infrarotleuchtdioden und die Videokamera enthält. Das Bild des Auges kann auch über halbdurchlässige Spiegel auf die Videokamera übertragen werden. In Frankreich wurde ein System entwickelt (EMIR) welches in einem Helm integriert war, der alle Komponenten eines Gleichgewichtslabors aufwies.

Prinzip und Grundlagen

Die videobasierte Messung der Augenbewegungen ist aufgrund der erheblichen Fortschritte im Bereich der elektronischen Datenverarbeitung immer populärer geworden. Wichtig für den qualitativen Fortschritt sind die zunehmende Genauigkeit und Robustheit der Algorithmen zur Detektion der Marker sowie die Fähigkeit, eine hohe Bildrate zu verarbeiten.

Der Begriff VOG beschreibt letztendlich nur, dass die Bewegungen der Augen mittels Videotechnik registriert werden. Welche Struktur am Auge hierbei als Marker definiert wird, ist in dem Begriff dagegen nicht berücksichtigt. Die Videobilder werden elektronisch aufbereitet und der Rechner liefert das Nystagmogramm durch die kontinuierliche Aufzeichnung z. B. des Pupillenmittelpunktes in Abhängigkeit von der Bildfrequenz.

Technischer Aufbau und Prinzipien

Man kann prinzipiell Brillen- (»eye googles«, »head mounted eye trackers«) bzw. Helmsysteme von Remote- bzw. nicht-kopfgetragenen Systemen (»remote eye trackers«) unterscheiden. Bei Remote-Systemen werden Illuminator und Kamera berührungslos und ohne Körperkontakt in einem größeren Abstand zu den Augen angeordnet. Bei den Brillensystemen ist die komplette Technik in einer Brille eingebaut. Damit sind der Infrarotempfänger bzw. die Kamera in der Nähe der Augen fest angeordnet. Die relative Freiheit des Kopfes während der Messung bei den Remote-Systemen wird durch eine Einschränkung der technischen Parameter, vor allem der Genauigkeit erkauft.

Das Prinzip der VNG ist einfach. Zunächst zeichnet eine Kamera ein digitales Bild des Auges und auch Reflektionen der optischen Oberfläche auf. Mittels eines Computeralgorithmus werden bestimmte Strukturen des Auges identifiziert, insbesondere die nahezu kreisförmige Pupille. Zusammen mit geeigneten Kalibrierungen wird die Ausrichtung des Auges in Bezug auf die Kamera berechnet.

Bei der Registrierung der Augenbewegungen mittels Lichtreflexionen kann man verschiedene Prinzipien unterscheiden:

- **a) Pupillentracking**

Das Auge wird durch eine nicht sichtbare Infrarotlichtquelle beleuchtet. Wird das Auge zur optischen Achse versetzt beleuchtet, so erscheint die Pupille im Bild dunkel (»dark pupil tracking«). Bei einer koaxialen Beleuchtung erscheint dagegen die Pupille im Bild hell (»bright pupil tracking«). Da die Pupille die Infrarotstrahlen ab- oder adsorbiert und damit schwächer oder stärker reflektiert als das übrige Auge, können die reflektierten Infrarotstrahlen durch eine entsprechende Kamera aufgenommen werden. Dazu werden die Helligkeitswerte jedes einzelnen Videobildes ermittelt. Werte, welche unter- oder oberhalb einer bestimmten Schwelle liegen, entsprechen der schwarzen oder hellen Pupille. Die Mittelwerte mit den geringsten oder höchsten Helligkeitswerten in horizontaler und vertikaler Richtung kennzeichnen das Pupillenzentrum.

❶ Cave
Vor allem bei Lid- und Wimpernkosmetika (Dauer-Make-up), bei unrunden Pupillen wie z. B. nach penetrierenden Augenverletzungen und auch beim Augenblinzeln sowie beim Beschlagen der Brillengläsern (schwitzender Patient) kann die Software Probleme haben, die Pupille zu lokalisieren.

Der Patient trägt eine am Kopf fixierte Brille mit integrierten Kamerasystemen, deren Gewicht unter 500 g liegt. Die Miniaturvideokameras sind in der Regel seitlich in einer entsprechenden Videobrille integriert. Das Infrarotlicht wird mit Dioden generiert und beleuchtet die Augen. Infrarotspiegel leiten das Bild des Auges an Infrarotkameras. Die Brille kann mit einer Sichtblende abgedunkelt werden, sodass Ableitungen im Dunkeln, d. h. ohne Fixationseinfluss, möglich sind.

Bei der seitlichen Anordnung der Videokameras ist eine Spiegelung des Augenbildes mit Spezialspiegeln erforderlich, die nur Infrarotlicht und nicht sichtbares Licht spiegeln, sodass der Patient unbehindert visuelle Sehziele bzw. Reize verfolgen kann. Durch das Infrarotlicht und durch die Konstruktion der lichtdichten Brille sind Untersuchungen im Dunkeln als auch im Hellen mit ein und derselben Videobrille möglich.

Aus Kostengründen wird die Untersuchung oft auch monokulär durchgeführt, wobei das zu untersuchende Auge das präferierende beim Sehen sein sollte. Das spielt natürlich eine besondere Rolle bei Amblyopie und natürlich bei Amaurose.

❶ Cave
Bei einer Amaurose ist die Nystagmusregistrierung unbrauchbar bzw. kann nicht verwertet werden.

Neben der Bestimmung einer Schwelle zur Erkennung der Pupille, ist auch eine Transformation möglich (z. B. Hough- oder Reisfeld-Transformation), um radiale Symmetrien hervorzuheben. In einem zweiten Schritt wird dann das resultierende Bild zur Bestimmung des Mittelpunktes und des Radius der Pupille verwendet. Neben der Bestimmung des Schwerpunktes kann auch die Geometrie der Pupille zur Erfassung des Mittelpunktes her-

4

angezogen werden. Das Zentrum der Pupille kann z. B. nach Erstellen eines Binärbildes durch geometrische Analyse der umliegenden Strukturen mit Erkennen der Pupillenkonturen ermittelt werden.

■ **b) Limbustracking**

Der Übergang zwischen der hellen Iris und Sklera wird registriert, wobei der hohe Helligkeitsunterschied einen guten Kontrast bietet (PENG- bzw. Limbusdetektionsmethode). Allerdings ist die äußere Randfläche der Iris nicht sehr scharf, sodass die Registrierung von Augenbewegungen mit großen Amplituden von über 20° eingeschränkt ist. Auch ist die Aufzeichnung vertikaler Augenbewegungen durch die Interferenz mit den Augenlidern begrenzt (Iris wird zu einem Großteil vom Augenlid bedeckt).

■ **c) Purkinje-Bilder bzw. Korneareflexion**

Verschiedene optische Grenzflächen des Auges, wie Kornea oder Linse, können das Licht auf unterschiedliche Art und Weise reflektieren. Diese Reflektionen bezeichnet man als Purkinje-Bilder. Das erste Purkinje-Bild ist die Hornhautreflexion und das vierte entsteht an der Schnittstelle der Linse mit dem Glaskörper. Während der Bewegungen der Augen verändert sich die Relation zwischen den beiden Bildern. Es ist bei relativ schneller Registrierung von Augenbewegungen eine sehr genaue Methode. Nachteilig ist, dass die vierte Purkinje-Reflexion sehr schwach ist, einen hohen Justageaufwand erfordert und der Kopf des Patienten fixiert werden muss.

Die Kornealreflexmethode basiert auf der Registrierung des ersten Purkinje-Bildes. Nach Detektion der Pupille als dunkelster Teil des Auges kann der Kornealreflex im Verhältnis zum Mittelpunkt der Pupille gemessen werden, sodass dann die Blickrichtung genau bestimmt werden kann. Der Reflexort kann dann entsprechend aufgezeichnet werden.

3-D-Videonystagmographie (VNG)

Da die Search-Coil-Methode aufwendig und durch die Kontaktlinsen mehr oder weniger invasiv ist, wurde eine Analyse von Augenpositionen in drei Dimensionen mit optischen Methoden entwickelt. All diese Verfahren beruhen auf der Erkennung und Lokalisation von definierten fixen Landmarken (Pupille, Limbus, Iris, Blutgefäße) in Bildkoordinaten. 1963 wertete Melvill-Jones die Augenbewegungen von Piloten, die mit einer 16-mm-Kamera aufgenommen wurden, anhand des Filmmaterials Einzelbild für Einzelbild nachträglich aus. Auch das Photographieren des Augenhintergrundes mit der Funduskamera wurde von Kanzaki 1978 zur Bestimmung der Augentorsion herangezogen. Die Methode hat den Nachteil, dass die Kamera nicht am Kopf befestigt werden kann. Erst in den 1990er Jahren wurden praktikable Systeme eingeführt, die die rechnergestützte Analyse und Auswertung von torsionellen Augenbewegungen ermöglichte.

Zur Bestimmung der torsionellen Komponenten werden als Ausgangspunkt vorzugsweise individuelle charakteristische Irismuster verwendet. Hierbei werden spezielle Algorithmen, die die Helligkeitsunterschiede an der Iris (also nicht an der Pupille) erfassen können, eingesetzt. Die Irismuster sind wie beim Fingerabdruck bei jedem Menschen unterschiedlich ausgeprägt. Zur Messung der Augentorsion wird die radiale Struktur der Iris untersucht. Mittels Rechner wird entlang eines Sektors der Ringstruktur mit dem größten Kontrast ein Intensitätsprofil bzw. eine Referenzsignatur erstellt. Während einer Augentorsion kommt es zu einer Verschiebung der aktuellen Signatur gegenüber dem zuerst bestimmten Referenzprofil, sodass dann die Geschwindigkeit und Frequenz gemessen werden können.

Eine Markierung auf der Iris mit einem gewebeverträglichen Stift mit z. B. mehreren Punkten ist auch möglich. Die Verwendung einer Kontaktlinse mit Markierung ist ebenfalls denkbar, wobei auf einen ausreichend festen Sitz zu achten ist.

Vor- und Nachteile der Videonystagmographie (VNG)

Die VNG bzw. VOG ist einfach zu handhaben und vielseitig. Zunächst hat sie z. B. gegenüber der Search-Coil-Technik den Vorteil, dass sie vollständig nicht-invasiv ist. Im Gegensatz zur ENG werden keine Elektroden gebraucht, es treten keine Brumm- oder muskuläre Störsignale auf und es besteht eine stabile Grundlinie. Weitere Vorteile sind die Darstellbarkeit und die Dokumentierbarkeit der Augenbewegungen in allen drei Achsen des

Raumes (horizontal, vertikal und torsionell) sowie Demonstration für Lehrzwecke.

Im Gegensatz zur ENG muss der Patient bei der VNG während der gesamten Untersuchung die Augen offen halten.

4.4.4 Search-Coil-Technik (induktive Kontaktlinsen Technik)

Geschichtlicher Überblick

1963 wurde erstmals von Robinson eine magnetische Methode zur Messung von Augenbewegungen in den drei Ebenen des Raums beschrieben, die als »Search-Coil-System« bezeichnet wurde. Hierbei wurde eine Spule aus Magnetdraht in einer harten Haftschale platziert und dann mittels Vakuum an der Hornhaut befestigt. Es wurden drei magnetische Wechselfelder in den drei Ebenen des Raums aufgebaut, welche in der Spule eine entsprechende Wechselspannung induzierten. Das Signal entsprach der Winkelposition des Auges. Mit dieser Methode konnte erstmals auch die Augentorsion gemessen werden.

Prinzip und Grundlagen

Bei der Magnetic-Search-(Skleral-)Coil-Methode (Sklera-Haftschalen, magnetische Okulographie) handelt es sich um die mit Abstand genaueste Methode zur Registrierung von Augenbewegungen, und sie stellt nach wie vor den Goldstandard dar. Die Methode basiert auf der Tatsache, dass in einem elektrisch leitfähigen Material Strom induziert wird, wenn sich dieser Leiter in dem Magnetfeld bewegt. Auf die lokal betäubte Kornea wird ein elastischer Silikonring, in welchem die Spulen eingebettet sind, wie eine große Kontaktlinse auf das Auge aufgebracht. Die Spulen werden in drei rechtwinklig angeordnete magnetische Wechselfelder gebracht und die induzierten Spannungen in Abhängigkeit von der Ausrichtung der Spulen mit einem Magnetometer (»search coil magnetometer« – SCM) gemessen.

Vor- und Nachteile

Vorteile der Methode sind die sehr hohe zeitliche und räumliche Auflösung, fehlende Muskelartefakte, Artefaktfreiheit bei Lidschlägen und die Möglichkeit der dreidimensionalen Aufzeichnung bei geöffneten und geschlossenen Augen. Nachteile sind die hohen Kosten dieser technisch aufwendigen Methode, sodass sie für die klinische Routinediagnostik nicht geeignet ist. Auch sind die Kontaktlinsen für den Träger nicht sehr komfortabel (invasiv) und können aufgrund des Anstiegs des intraokulären Drucks nur für einen begrenzten Zeitraum (< 20 min) eingesetzt werden.

> ❯ Nystagmen mit mehr als 4°/s sind visuell ohne optische Hilfsmittel gut auflösbar. Für den Nachweis von Nystagmen von 0,5–4°/s ist eine Frenzel-Brille notwendig. Ein Spontannystagmus von weniger als 0,5°/s ist nur video- bzw. elektronystagmographisch objektivierbar.

4.5 Auswahl des geeigneten Systems zur Analyse von Augenbewegungen

Die Technologien der Augenbewegungsanalyse sind mittlerweile fast unüberschaubar geworden, sodass die Auswahl des am besten geeigneten Systems relativ schwierig ist. Derzeit existieren weltweit mindestens 30 verschiedene Firmen, die entsprechende Technologien anbieten. Man muss auch beachten, dass die Systeme für die Augenbewegungsanalysen von den unterschiedlichsten Fachdisziplinen und Anwendungsbereichen eingesetzt werden: vestibuläre und neurologische Diagnostik, okulomotorische Forschung, Sehforschung, Neuropsychologie, Schlafforschung, Ergonomie, Psychologie, Leistungsanalyse, Mensch-Computer-Interaktion oder auch allgemein bei Tierversuchen.

Obwohl die Zahl der Hersteller und damit die der entsprechenden Systeme verwirrend erscheint, kann die Anzahl der geeigneten Systeme auf eine Handvoll eingeschränkt werden, welche auf die eigenen individuellen Anforderungen zugeschnitten werden kann.

Bei einfachen Erfassungen der Augenbewegungen – wie bei ophthalmologischen oder neurologischen Fragestellungen – sind Stand-alone- oder auch tragbare Geräte ausreichend. Bei umfassenden Erfassungen des VOR mit z. B. zusätzlicher

Registrierung der Kopfbewegungen sind weitere komplexere Konfigurationen erforderlich, die die Messung von Augen- und Kopfbewegungen in allen Dimensionen erlauben. In Deutschland hat sich in der Vestibularisdiagnostik die Infrarot-VNG allgemein durchgesetzt.

Bei der Auswahl geeigneter Systeme sind die folgenden Kriterien wichtig:

— Zeitliche und räumliche Genauigkeit: Jedes System hat seine Grenzen. Die VNG und die Search-Coil-Technik verfügen über eine größere Genauigkeit als die Infrarotokulographie mittels Limbustracking oder die ENG.
— Eignung: Die Bedingungen, unter denen das System betrieben wird, haben ebenfalls eine wichtige Bedeutung bei der Auswahl. Zu nennen sind die Befestigung am Kopf, Aufstellungsort, Magnetresonanztomographie (MRT)-Tauglichkeit oder Aufzeichnungsdauer.
— Kosten: spielen bei der Auswahl der Technologie und des Gerätes auch eine Rolle. Jedoch sollten Kosten kein Maßstab für die Eignung für einen bestimmten Zweck darstellen. Allerdings sind die Budgets natürlich (fast immer) begrenzt.

Literatur

Brandt T, Büchele W (1983) Augenbewegungsstörungen. Klinik und Elektronystagmographie. Fischer, Stuttgart

Clarke AH, Teiwes W, Scherer H (1989) Registrierung von Augenbewegungen mit Hilfe digitaler Bildverarbeitung. Biomed Tech (Berl) 34:22–23.

Duchowski A (2007) Eye tracking methodology: theory and practice, 2. Aufl. Springer, London

Gestewitz HR (1980) Zur Befunderhebung und Bewertung optometrischer Kriterien einer normalen oder gestörten Funktion des Gleichgewichtsapparates aus otoneurologischer Sicht. Mitteilung II. Technische Verfahren und ihre Weiterentwicklung zur fortlaufenden Registrierung von Augenbewegungen zur exakt reproduzierbaren Reizgebung. HNO-Praxis 5:94–103

Haslwanter T, Clarke AH (2010) Eye movement measurement: electro-oculography and video-oculography. In: Eggers SDZ, Zee DS (Hrsg) Vertigo and imbalance: clinical neurophysiology of the vestibular system. Elsevier, Amsterdam, S 135–140

Hortmann G, Kärcher W (2003) Elektro-, Computer- und Videonystagmographie. In: Haid CT (Hrsg) Schwindel aus interdisziplinärer Sicht. Thieme, Stuttgart, S 93–97

Keck W, Mrowinski D, Gerull G (1991) Elektronystagmographie. Ein Leitfaden. Thieme, Stuttgart

Kerkhoff G, Marquardt C (2009) EYEMOVE. Standardisierte Diagnostik und Therapie visueller Explorationsstörungen. Nervenarzt. 80:1190–1204

Maurer J (Hrsg) (1999) Neurootologie mit Schwerpunkt Untersuchungstechniken. Thieme, Stuttgart

Pfeiffer U, Weidner R (2013) Augenbewegungen. In: Schneider F, Fink GR (Hrsg) Funktionelle MRT in Psychiatrie und Neurologie. Springer, Berlin Heidelberg, S 181–190

Reiß M, Reiß G (2010) Therapie von Schwindel und Gleichgewichtsstörungen, 2. Aufl. Uni-Med, Bremen

Reiß M, Reiß G (2014) Videonystagmographie – Teil 1: Grundlagen. Forum Hals-, Nasen- Ohrenheilkunde 16:43–48

Scherer H (1997) Das Gleichgewicht, 2. Aufl. Springer, Berlin Heidelberg

Shelhamer M, Roberts DC (2010) Magnetic scleral search coil. In: Eggers SDZ, Zee DS (Hrsg) Vertigo and imbalance: clinical neurophysiology of the vestibular system. Elsevier, Amsterdam, S 135–140

Stoll W, Most E, Tegenthoff M (Hrsg) (2004) Schwindel und Gleichgewichtsstörungen. Diagnostik, Klinik, Therapie, Begutachtung. Ein interdisziplinärer Leitfaden für die Praxis, 4. Aufl. Thieme, Stuttgart

Thömke F (2008) Augenbewegungsstörungen. Ein klinischer Leitfaden für Neurologen, 2. Aufl. Thieme, Stuttgart

Uhlemann B (1984) Registriergerät und praxisgerechter Arbeitsplatz für die thermische Vestibularisprüfung. HNO-Praxis 9:207–209

Westhofen M (Hrsg) (2001) Vestibuläre Untersuchungsmethoden. PVV, Ratingen

Ausgewählte Beispiele für Nystagmusaufzeichnungen

Michael Reiß, Gilfe Reiß

M. Reiß, G. Reiß, *Gleichgewichtsdiagnostik*,
DOI 10.1007/978-3-662-45325-4_5, © Springer-Verlag Berlin Heidelberg 2015

In diesem Abschnitt werden einige Beispiele für Aufzeichnungen von Spontannystagmus (SPN), Augenbewegungen und Lageprüfungen zusammengestellt. Der Anspruch auf Vollständigkeit kann natürlich nicht erhoben werden, da die Darstellung aller verschiedenen Nystagmusformen den zur Verfügung stehenden Rahmen sprengen würde. Die Aufzeichnungen des SPN beschränken sich hierbei auf den horizontalen Nystagmus. Bei der Lageprüfung wurde dagegen der vertikale Nystagmus mit berücksichtigt.

5.1   Beispiele für Spontannystagmusaufzeichnungen

Die Rohkurven mit dem aufgezeichneten Nystagmus kann man hinsichtlich der Qualität und der Quantität beurteilen.

5.1.1   Qualitative Aspekte

Hinsichtlich der Nystagmusqualität ist eine Differenzierung zwischen Normalformen und zentralen Schriftformen möglich.

Bei den Normalformen kann man zunächst einmal als Merkmal die Schlagrichtung der Nystagmen, wie z. B. nach rechts (◻ Abb. 5.1) oder nach links (◻ Abb. 5.2), unterscheiden.

Bei zentralen Störungen kann die Kontinuität des Nystagmus teilweise oder vollkommen, rhythmisch oder arhythmisch unterbrochen sein. Dann kann die Amplitude stark schwanken (◻ Abb. 5.3) oder es können Pausen entstehen(◻ Abb. 5.4). Eine Nystagmuskleinschrift (»petite écriture«) spricht für eine generelle Abnahme der Reaktionsbereitschaft z. B. durch vaskuläre Störungen wie vertebrobasiläre Insuffizienz oder durch chronische Intoxikationen. Es kommt zu einer Steigerung der schnellen Nystagmusphase. Typisch sind die dysrhythmische Kurve und die hohe Nystagmusfrequenz. Die langsame Phase wird zu häufig unterbrochen, wodurch es zu einer kleinen Amplitude und einer hohen Frequenz kommt (◻ Abb. 5.5).

»Square wave jerks« bzw. »Gegenrucke« sind unwillkürlich auftretende Sakkaden, welche die Augen schnell von einem Fixationspunkt weg bewegen (◻ Abb. 5.6). Während einer Prüfung, die eine Fixation eines Blickziels erfordert, treten unwillkürliche Sakkaden auf, welche zu einem Verlust der Fixation am Auge führen. Nach einem normalen intersakkadischen Intervall von 150–200 ms werden die Augen dann durch eine weitere Korrektursakkade zum ursprünglichen Fixationspunkt zurück bewegt, sodass das Blickziel wieder aufgenommen wird. Bei der Registrierung zeigen sich typische rechteckige Ausschläge. »Square wave jerks« wurden im Zusammenhang mit Kleinhirnerkrankungen und einer Reihe von anderen Erkrankungen beobachtet (z. B. Morbus Parkinson, Chorea Huntington, Nebenwirkungen von Psychopharmaka).

Nicht selten sind auch langsame, sinusoidale Augenbewegungen niedriger Frequenz und hoher Amplitude, die als Pendeldeviationen bezeichnet werden. Sie zeigen sich vor allem bei müden, schläfrigen und unaufmerksamen Patienten (◻ Abb. 5.7).

5.1.2   Quantitative Aspekte

Bei der Beurteilung nach quantitativen Gesichtspunkten sind vor allem die Nystagmusfrequenz und die GLP mittels CNG leicht zu erfassen. Hinsichtlich der Frequenz eines SPN kann man z. B. jeweils Zehnergruppen unterscheiden: z. B. Frequenz unter 10 Schläge pro 30 s, 10 bis 19 Schläge usw. Die GLP steigt zwar nicht linear mit Zunahme der Frequenz an, jedoch besteht oft ein gewisser Zusammenhang.

Es werden einige Beispiele für unterschiedlich hohe Frequenzwerte unter Berücksichtigung der GLP dargestellt: Leichte Augenunruhe bzw. Frequenz unter 10 pro 30 s (◻ Abb. 5.8), Frequenz zwischen 10 und 19 (◻ Abb. 5.9), zwischen 20 und 29 (◻ Abb. 5.10), zwischen 30 und 39 (◻ Abb. 5.11), Frequenz zwischen 40 und 49 (◻ Abb. 5.2), Frequenz zwischen 50 und 59 (◻ Abb. 5.1), Frequenz zwischen 60 und 69 (◻ Abb. 5.12) und Frequenz über 70 (◻ Abb. 5.13).

Diese rein quantitativen Merkmale können selbstverständlich auch mit qualitativen Veränderungen kombiniert sein.

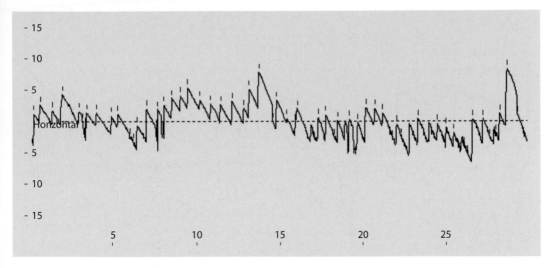

Abb.5.1 Normaler Rechtsnystagmus bei einem Patienten mit akuter Neuritis vestibularis links (f = 56/30 s, Geschwindigkeit der langsamen Phase – GLP – im Durchschnitt 5,7°/s)

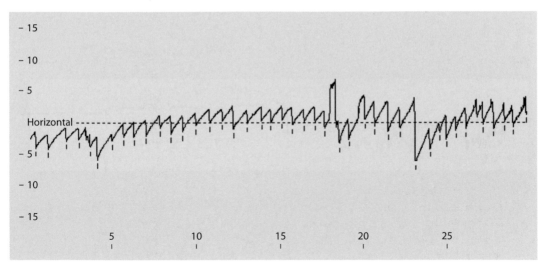

Abb.5.2 Normaler Linksnystagmus bei einer Patientin mit akuter Neuritis vestibularis rechts (f = –43/30 s, GLP im Durchschnitt –4,5°/s)

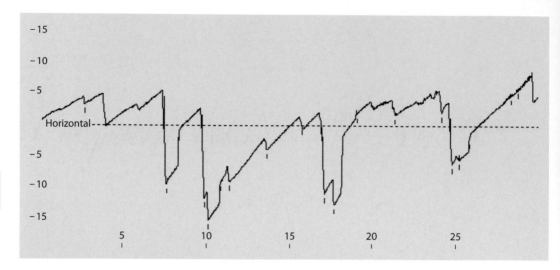

□ Abb.5.3   Starke Schwankungen der Amplitude im Sinne einer »Nystagmusgroßschrift« bei einer Patientin mit akuter zentral-vestibulärer Störung. SPN: nach links (f = −21/30 s, GLP im Durchschnitt −3,2°/s)

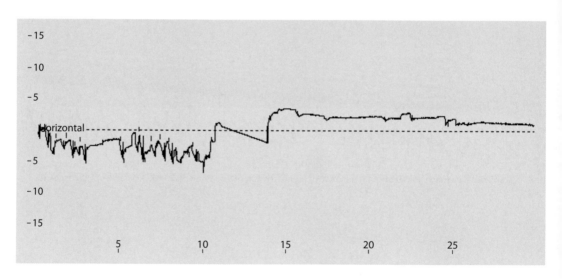

□ Abb.5.4   »Nystagmus pausé« bei einer Patientin mit akuter zentral-vestibulärer Störung. SPN nach rechts (f = 10/30 s, GLP im Durchschnitt 6,1°/s). In den ersten 10 s Nystagmen, dann annähernd gerade Kurve ohne Nystagmen

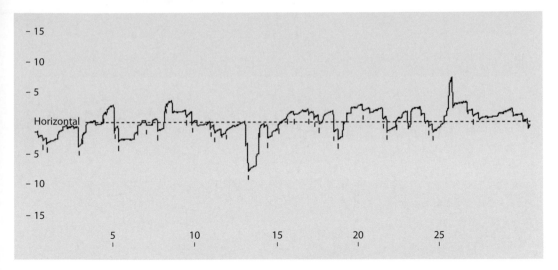

◘ Abb.5.5 »Petite écriture« bei einem Patienten mit akuter zentral-vestibulärer Störung. SPN nach links (f = −35/30 s, GLP im Durchschnitt −1,9°/s)

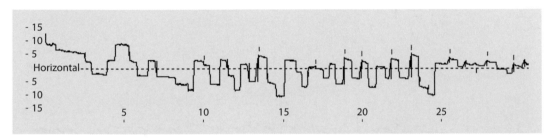

◘ Abb.5.6 »square wave jerks« bei der Registrierung von horizontalen Nystagmen nach rechts während der Lagerungsprüfung bei Seitenlage nach links (Patientin mit Morbus Menière bds.). SPN nach rechts (f=13/30 s, GLP im Durchschnitt 1,5°/s)

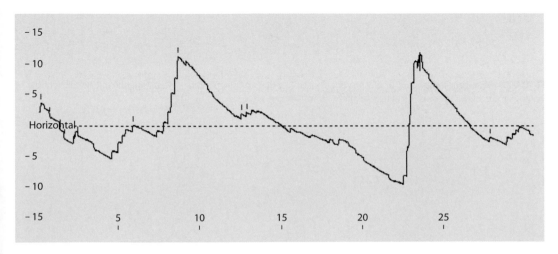

◘ Abb.5.7 Pendeldeviationen (Patientin mit Hörsturz links). Vereinzelte Schläge nach rechts. Der Computer ermittelt eine f=10/30 s und GLP=1,7°/s)

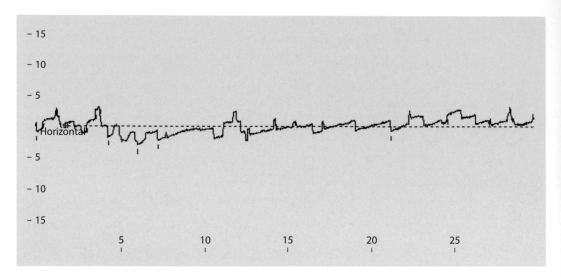

■ Abb.5.8   Frequenz unter 10 pro 30 s. Leichte Augenunruhe (f = −7/30 s, GLP im Durchschnitt −1,1°/s). Patientin mit akuter Neuritis vestibularis links 5 Tage nach Krankheitsbeginn

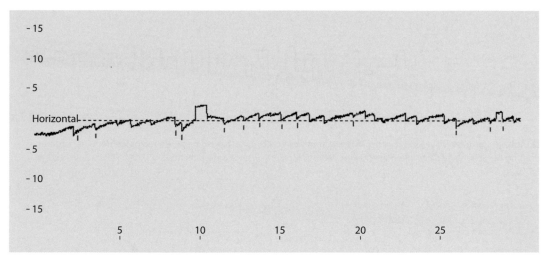

■ Abb.5.9   Frequenz zwischen 10 und 19 pro 30 s (f = −13/30 s, GLP im Durchschnitt −1,4°/s). Patientin mit akuter Neuritis vestibularis rechts 8 Tage nach Krankheitsbeginn

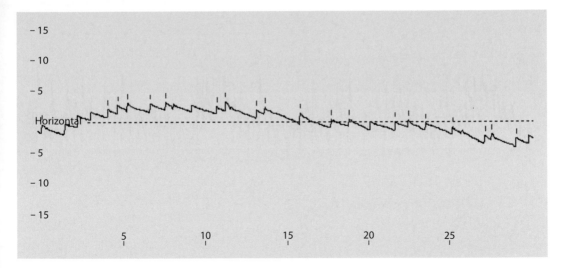

▣ Abb.5.10 Frequenz zwischen 20 und 29 pro 30 s (f=21/30 s, GLP im Durchschnitt 1,3°/s). Patientin mit akuter Neuritis vestibularis links 3 Tage nach Krankheitsbeginn

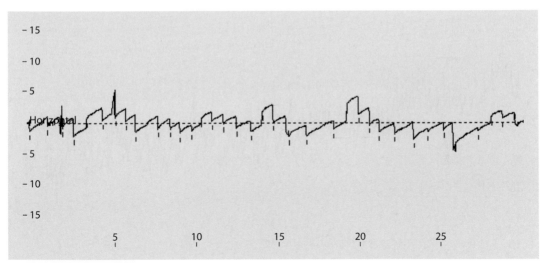

▣ Abb.5.11 Frequenz zwischen 30 und 39 pro 30 s (f = −35/30 s, GLP im Durchschnitt −1,8°/s). Patientin mit Hörsturz rechts. Die relativ geringe GLP bei erhöhter Frequenz ist zu beachten

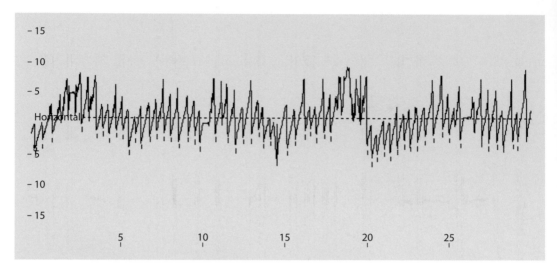

■ **Abb.5.12**   Frequenz zwischen 60 und 69 pro 30 s (f = −61/30 s, GLP im Durchschnitt −14,6°/s). Patient mit akuter Neuritis vestibularis rechts am Tag des Erkrankungsbeginns

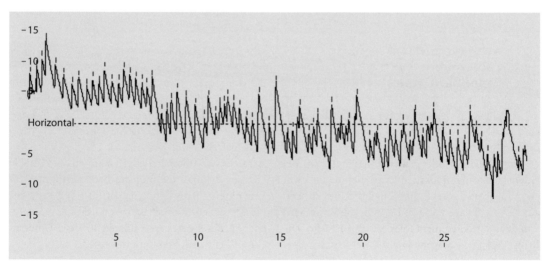

■ **Abb.5.13**   Frequenz über 70 pro 30 s (f =72/30 s, GLP im Durchschnitt 15,8°/s). Patientin mit akuter Neuritis vestibularis links am Tag des Erkrankungsbeginns

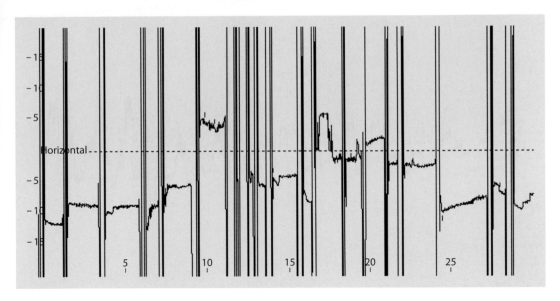

Abb. 5.14 Die Videobrille wird von dem Patienten nicht toleriert (Patient mit Hörsturz rechts). Ein Kurvenverlauf ist nicht erkennbar. Die »Ausschläge« sind formatsprengend. Der Computer ermittelt eine f = 1/30 s und GLP = 0,0°/s

5.1.3 Artefaktmöglichkeiten, Fehlerquellen und Besonderheiten

Wird bei der VNG die Pupille nicht richtig erkannt, so kann das verschiedene Ursachen haben. Entsprechende Fehler bzw. Besonderheiten können ableitbedingt oder patientenbedingt sein. Bei videonystagmographischen Untersuchungen kann die Videobrille verrutschen bis das Auge zu weit aus der Mittellage entfernt ist, oder die Brille wird von dem Patienten nicht toleriert (■ Abb. 5.14). Die Brille kann beschlagen. Die Spiegel können verschmutzt oder locker sein. Das Visier kann nicht richtig geschlossen sein, sodass es zum Lichteinfall kommt (■ Abb. 5.15). Patientenbedingt kann es durch willkürliche Augenbewegungen, Blinzeln oder ungenügendes Öffnen der Augen zur Störung der Ableitung kommen (■ Abb. 5.16). Wimperntusche, gefärbte Augenbrauen oder andere schwarze Areale sowie Wimpern oder Haare vor der Pupille können ebenfalls die Bildverarbeitung stören. Das Fadenkreuz kann dann nicht ruhig in Bezug zur Pupille stehen und »springt« hin und her. Entsprechende Besonderheiten müssen in dem Untersuchungsbefund dokumentiert werden.

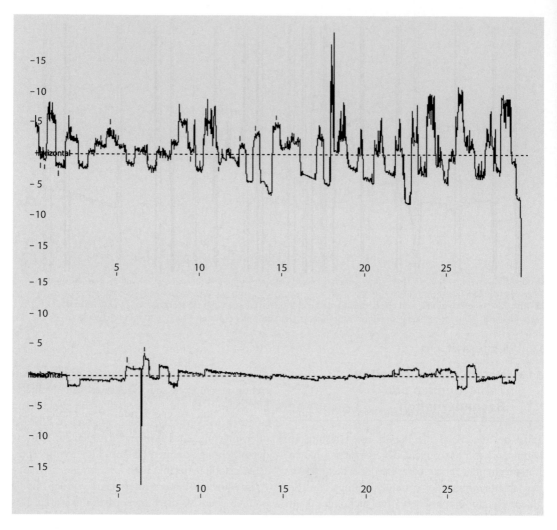

◘ **Abb. 5.15**   Die Videobrille schließt nicht richtig bzw. es kommt zum Lichteinfall (Patientin mit akuter Neuritis vestibularis rechts 2 Tage nach Akutereignis). Stark unruhiger Verlauf mit zackenförmigen Ausschlägen (oben). Der Computer ermittelt eine f = 8/30 s und GLP = 0,8°/s (oben). Die Kontrolle am Folgetag mit korrekt sitzender Videobrille ergab eine fast gerade Kurve mit f = 4/30 s (unten)

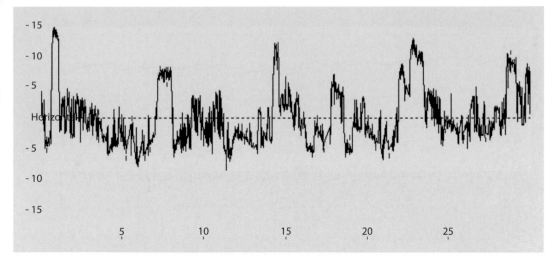

Abb.5.16 Starkes Augenblinzeln, sodass die Augen nicht ausreichend geöffnet sind (Patient mit zentral-vestibulärer Störung bei bekanntem großzelligen B-Zell-Lymphom). Oszillierender Kurvenverlauf. Der Computer ermittelt eine f = −7/30 s und GLP = −1,9°/s

5.2   Lageprüfung

Nach der Fahndung nach einem SPN soll nach provozierbaren Nystagmen gesucht werden. Die Untersuchung von Lagenystagmen (persistierender Nystagmus > 60 s) erfolgt durch langsame Drehung aus der Rückenlage insbesondere in die Rechts- und Linksseitenlage, in die rückwärtige Kopfhängelage sowie Aufsitzen (statische Änderung der Körperposition). Videonystagmographisch können die Nystagmen gut dokumentiert werden. Bei einem richtungsbestimmten Lagenystagmus besteht ein unerschöpflicher Nystagmus, welcher immer dieselbe Richtung aufweist. Beim Aufsitzen des Patienten geht er oft – wenn vorhanden – in den SPN über. Dieser kann als gelockerter SPN betrachtet werden (Abb. 5.17). Die Stärke hängt damit nicht nur von der Intensität der provozierenden Maßnahme ab. Charakteristisch ist, dass ein Wechsel in die entgegengesetzte Schlagrichtung nicht erfolgt. Der richtungsbestimmte Lagenystagmus kann bei peripheren, aber auch bei zentral-vestibulären Erkrankungen vorkommen.

Bei dem regelmäßig richtungswechselnden Lagenystagmus kann man ein symmetrisches Gesamtbild beobachten (Rechts-Links-Symmetrie). Man kann eine divergierende von einer konvergierenden Form unterscheiden. Der richtungswechselnde Lagenystagmus kann auf eine toxische Schädigung (Alkohol, Morphin) hinweisen. Pathogenetisch wird eine zentrale Verarbeitungsstörung der bei der Lagerung hervorgerufenen schwerkraftbedingten Signale von Utrikulus und Sakkulus postuliert.

Bei einem divergierenden regelmäßig richtungswechselnden Lagenystagmus sind die Nystagmen bei Rechtslagerung nach rechts und bei Linkslagerung nach links gerichtet (von der Körpermitte weg). Dieser Nystagmus tritt u.a. bei Intoxikation, Infektionen des Zentralnervensystems sowie Narkotika auf. Der Nystagmus ist regelmäßig in den ersten Stunde nach Alkoholaufnahme (ab einem Blutalkoholspiegel von ca. 0,2–0,4 ‰) nachweisbar (positional alcohol nystagmus – PAN I).

Der konvergierende regelmäßig richtungswechselnde Lagenystagmus ist bei Rechtslage nach links und bei Linkslage nach rechts, d. h. zur Körpermitte gerichtet (Abb. 5.18). Ursache ist auch hier eine Störung im Gleichgewichtskerngebiet. Der Nystagmus kann auch als PAN II in der Ausscheidungsphase des Alkohols auftreten. Das spezifische Gewicht der Endolymphe nimmt diffusionsbedingt ab, sodass es zu einer lageabhängigen Auslenkung der jetzt relativ schwereren Kupula kommen kann. Diese Lagenystagmusform wird damit also peripher verursacht.

Für einen regellos richtungswechselnden Lagenystagmus ist die Asymmetrie des Gesamtbildes charakteristisch (Abb. 5.19). Es können alle

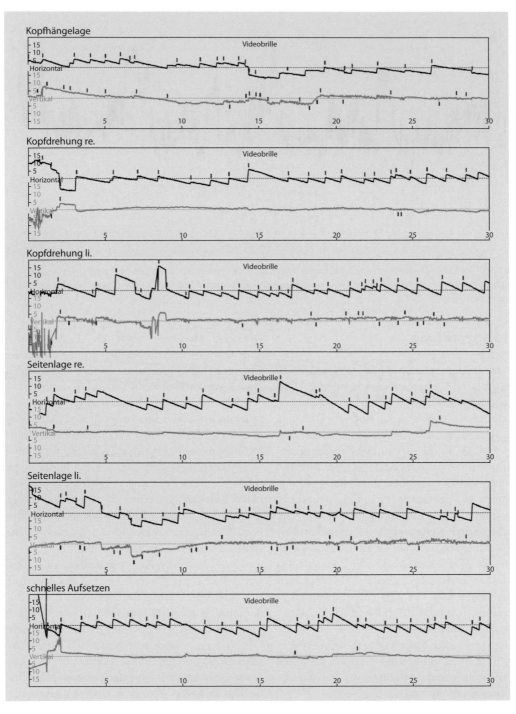

◻ Abb.5.17 Richtungsbestimmter Lagenystagmus (Patientin mit akuter Neuritis vestibularis rechts), bei allen Lagerungen nach rechts (zur besseren Übersicht werden in den ◻ Abb. 5.17 bis 5.19 nur ausgewählte Werte für die Nystagmusfrequenz angegeben): Kopfdrehung rechts: f=23/30 s, Seitenlage rechts: f=24/30 s, Kopfdrehung links: f=30/30 s, Seitenlage links: f=28/30 s. – Von oben nach unten: Kopfhängelage, darunter dann Kopfdrehung nach rechts, Kopfdrehung nach links, Seitenlage nach rechts, Seitenlage nach links, schnelles Aufsitzen (jeweils oben horizontale und darunter vertikale Nystagmen)

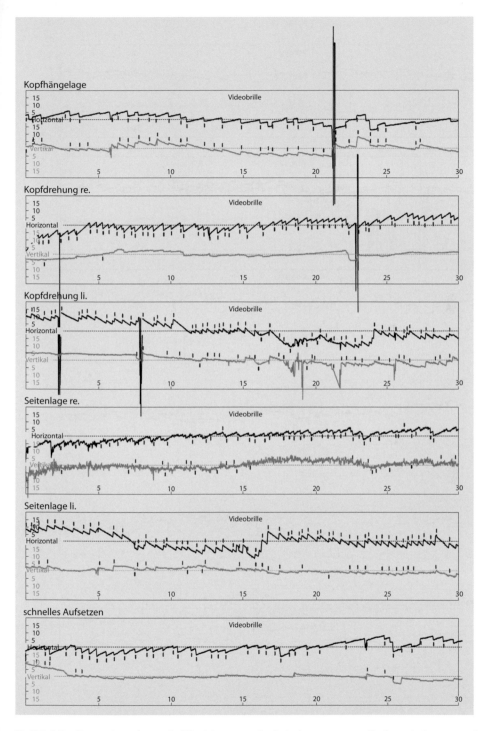

□ **Abb.5.18** Konvergierender regelmäßig richtungswechselnder Lagenystagmus (Patient mit akuter zentral-vestibulärer Störung mit Hypoplasie der A. vertebralis rechts und zerebraler Perfusionsstörung). Die Nystagmen sind bei Rechtslage nach links und bei Linkslage nach rechts gerichtet. Kopfdrehung rechts: Nystagmen nach links (f = −57/30 s), Seitenlage rechts: Nystagmen nach links (f = −37/30 s), Kopfdrehung links: Nystagmen nach rechts (f = 48/30 s), Seitenlage links: Nystagmen nach rechts (f = 59/30 s)

5

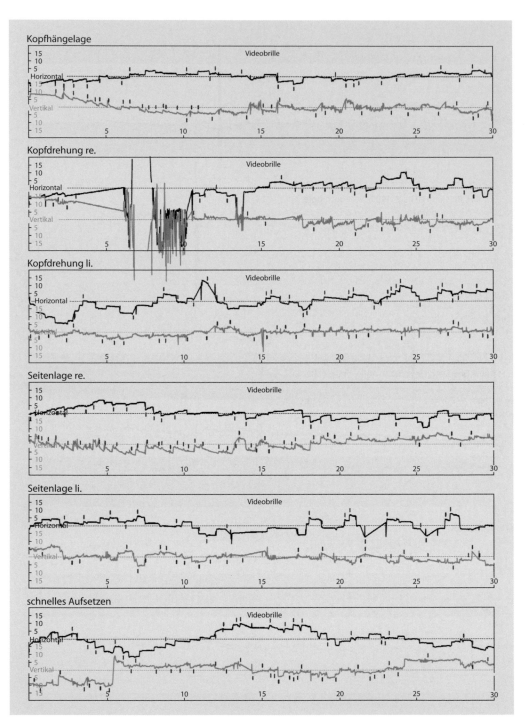

■ **Abb.5.19**   Regellos richtungswechselnder Lagenystagmus mit Asymmetrie des Nystagmusbildes (Patientin mit schwerer subkortikaler arteriosklerotischer Enzephalopathie mit intermittierenden Schwindelbeschwerden). Kopfdrehung rechts: dysrhythmische Nystagmen nach links (f = −18/30 s), Seitenlage rechts: nach links (f = −20/30 s) und nach oben gerichtete Nystagmen (f=30/30 s), Kopfdrehung links: Nystagmen nach rechts (f=15/30 s) und nach unten (f = −13/30 s), Seitenlage links: vereinzelte Nystagmen nach rechts (f=11/30 s)

Schlagrichtungen vorkommen. Der Nystagmus ist meist von geringer Intensität und transitorisch. Den regellos richtungswechselnden Lagenystagmus kann man nach einem Schädelhirntrauma oder einem Apoplex und auch beim Morbus Menière finden. Er kann auch ein Hinweis für eine Erkrankung im Bereich der Medulla oblongata sein.

Literatur

Burian K, Fanta H, Reisner H (Hrsg) (1980) Neurootologie – mit einem neuroophthalmologischen Beitrag – Diagnostik und Klinik – Ein Kompendium. Thieme, Stuttgart

Claussen CF, Aust G, Schäfer WD, v. Schlachta L (1986) Atlas der Elektronystagmographie. edition m+p, Hamburg

Frenzel H (1982) Spontan- und Provokations-Nystagmus. Seine Beobachtung, Aufzeichnung und Formanalyse als Grundlage der Vestibularisuntersuchung, 2. Aufl. Springer, Berlin Heidelberg

Haid CT (1990) Vestibularisprüfung und vestibuläre Erkrankungen. Springer, Berlin Heidelberg

Maurer J (Hrsg) (1999) Neurootologie mit Schwerpunkt Untersuchungstechniken. Thieme, Stuttgart

Scherer H (1997) Das Gleichgewicht, 2. Aufl. Springer, Berlin Heidelberg

Thömke F (2008) Augenbewegungsstörungen. Ein klinischer Leitfaden für Neurologen, 2. Aufl. Thieme, Stuttgart

Westhofen M (Hrsg) (2001) Vestibuläre Untersuchungsmethoden. PVV, Ratingen

Thermische Prüfung: Grundlagen

Michael Reiß, Gilfe Reiß

M. Reiß, G. Reiß, *Gleichgewichtsdiagnostik*,
DOI 10.1007/978-3-662-45325-4_6, © Springer-Verlag Berlin Heidelberg 2015

6.1   Einleitung

Die thermische Prüfung der Gleichgewichtsorgane zählt zu den ältesten und bekanntesten Untersuchungsmöglichkeiten zur seitengetrennten Objektivierung des Funktionszustandes der Gleichgewichtsorgane bzw. des vestibulookularen Reflexes (VOR) und ist wichtig für die Diagnose einer peripheren Vestibularisstörung. Sie ist ein obligater Bestandteil der Untersuchung bei allen Schwindelbeschwerden bzw. Gleichgewichtsstörungen sowie bei jeder Erkrankung des Innenohres. Es handelt sich um einen quantitativen Test. Die Untersuchung kann mit wenigen Hilfsmitteln in jeder HNO-Praxis durchgeführt werden und zählt zu den am häufigsten eingesetzten apparativen Verfahren in der Vestibularisdiagnostik. Die genaueren physiologischen Hintergründe sind bis heute nicht geklärt.

Die thermische Prüfung verursacht einen unphysiologischen Reiz (in der Regel Wasser oder Luft), der aufgrund eines Temperaturgradienten zwischen der Temperaturquelle und dem Bogengang einen endolymphatischen Fluss in dem lateralen Bogengang verursacht. Das Ergebnis wurde früher auf das gesamte Gleichgewichtsorgan extrapoliert.

6.2   Geschichtliche Aspekte

Seit Robert Bárány im Jahr 1906 werden thermische Reize im Gehörgang zur einseitigen Stimulation des Gleichgewichtsorganes verwendet. Sowohl wie die Temperatur an die Endolymphe gelangt, als auch die Mechanismen, die sich in den Bogengängen abspielen, wird seither unterschiedlich und kontrovers diskutiert.

Bereits seit 1868 ist bekannt, dass eine Spülung des äußeren Gehörganges mit kaltem Wasser die Symptome Schwindel, ipsilaterale Fallneigung und Nystagmen hervorrufen. Allerdings war damals die Ursache dieser Symptome noch unbekannt. Fast 50 Jahre später versuchte Robert Bárány, den zugrundeliegenden Mechanismus zu erklären. 1914 wurde seine Theorie mit dem Nobelpreis ausgezeichnet. In seiner Festrede der Preisverleihung beschrieb er, wie ihm als Kind aufgefallen war, dass das Badewasser oben warm und unten kalt gewesen ist. In seiner

Arbeit im Jahr 1906 beschreibt er den Mechanismus. Kühlt man die eine Seite eines flüssiggefüllten Gefäßes ab, so kommt es zu einer Zunahme des spezifischen Gewichts, und die Flüssigkeit sinkt nach unten. Dieser Vorgang wird als Flüssigkeitskonvektion bezeichnet. Auf der anderen Seite des Gefäßes wird die Flüssigkeit nach oben gedrückt, sodass es zu einer Rotation kommt.

1946 diskutierte von Caneghem die Möglichkeit, dass es durch den Anstieg und den Abfall des intralabyrinthären Drucks beim Erwärmen bzw. Abkühlen der Endolymphe zu einer thermischen Reaktion kommt. Experimentelle Untersuchungen bzw. Befunde in der Schwerelosigkeit durch Scherer et al. konnten in den 1980er-Jahren einen kalorisch induzierten Nystagmus nachweisen und die Hypothese einer Druckänderung der Endolymphe beim Erwärmen und Abkühlen bekräftigen.

In der ersten Hälfte des 20. Jahrhunderts wurden verschiedene kalorische Untersuchungstechniken vorgeschlagen, wobei die meisten in Deutschland entwickelt wurden. Die noch heute verwendete bithermale Spülung geht auf Untersuchungen von Anders Thornval im Jahr 1917 zurück. Er propagierte neben der Kaltreizung die noch wichtigere Warmreizung und verwendete Wassertemperaturen von 33 °C und 44 °C, welche gleich stark, aber eine entgegengesetzte Reaktion hervorrufen. Bereits 1922 erwähnte Ruttin, dass Luft ebenfalls als Reizmedium in Frage kommt. Frenzel beschrieb 1944 die Anwendung eines Luftgebläses.

1942 wurde von Fitzgerald und Hallpike eine graphische Darstellung der kalorischen Prüfung eingeführt, welche lange Zeit universell und die z. T. auch heute noch bei Untersuchungen ohne CNG bzw. mit Frenzel-Brille eingesetzt wurde bzw. wird. In den 1970er-Jahren wurde dann von Clausen das sogenannte Schmetterlingsschema entwickelt. In den 1950er-Jahren wurde nachgewiesen, dass der kalorisch induzierte Nystagmus bei visueller Fixation vermindert oder aufgehoben wird. Bis zu dieser Zeit mussten die Patienten mit offenen Augen bei der Untersuchung einen bestimmten Punkt fixieren.

Bis auf ein paar Ausnahmen ist die Methodik der von Thornval propagierten Testdurchführung seit fast 100 Jahren unverändert geblieben: Augenregistrierung und Auswertung mittels CNG und damit Berücksichtigung verschiedener Variablen, die Fixationssuppression und das bessere Verständnis von Übertragung und der Wirkung am Bogengang.

6.3 Physikalische und physiologische Grundlagen

6.3.1 Wärmetransport

Der Transport der Wärme vom äußeren Gehörgang zum Labyrinth ist ein komplexes Geschehen. Der Transport ist auf drei verschiedenen Arten möglich, die alle mehr oder weniger am Ohr eine Rolle spielen:

- Wärmetransport durch Wärmeleitung: Voraussetzung ist eine kontinuierliche materielle Verbindung; sie hängt von der Wärmeleitfähigkeit des jeweiligen Materials (Luft, Körpergewebe) ab.
- Wärmetransport durch Konvektion: Flüssige oder gasförmige Materie wird mit einer bestimmten Temperatur mittels Strömung von einem zum anderen Ort transportiert, wobei man eine »freie« bzw. spontane von einer »erzwungenen« Konvektion (also z. B. durch eine Pumpe) unterscheiden kann.
- Wärmetransport durch Strahlung: Wärme wird hier durch elektromagnetische Wellen übertragen. Der Wärmetransport erfolgt mit Lichtgeschwindigkeit, wobei Voraussetzung ist, dass sich zwei entsprechende »Körper« im »Strahlungskontakt« zueinander befinden.

Der Wärmetransport durch Wärmeleitung und Konvektion ist langsam, wohingegen der durch Strahlung sehr schnell ist. Die Temperatur wird nicht nur wie ursprünglich angenommen über die hintere Gehörgangswand durch den Felsenbeinknochen zum lateralen Bogengang transportiert, sondern auch durch Konvektion der erwärmten Paukenhöhlenluft und durch Strahlung über das Trommelfell und die Luft des Mittelohrraumes. In welchem Verhältnis die drei verschiedenen Transportarten beteiligt sind, hängt von den individuellen Gegebenheiten ab. Damit kann beispielsweise ein verdicktes Trommelfell oder ein Paukenerguss

durch eine überwiegende Wärmeleitung zu einer Reduktion der Reizantwort führen, oder durch ein freiliegendes Gleichgewichtsorgan kann es nach einer Radikalhöhlenoperation durch überwiegende Strahlung zu einer Verstärkung der Reaktion kommen.

> ❶ **Cave**
> Eine einseitige thermische Untererregbarkeit muss nicht immer auf eine Labyrinthstörung zurückzuführen sein, sondern kann auch durch Gehörgangs- oder Mittelohrveränderungen, welche den Wärmetransport beeinflussen, bedingt sein.

6.3.2 Mechanismen am Bogengang

Eine Spülung des äußeren Gehörgangs mit Wasser oder eine Reizung mit Luft ober- oder unterhalb der Körpertemperatur führen zu einem Temperaturgradienten zwischen dem äußeren Gehörgang und dem Innenohr. Der größte Temperaturgradient entsteht im Bereich des lateralen Bogengangs. Dieser beträgt bei der Wasserspülung weniger als 1 °C. Es konnte aber nachgewiesen werden, dass auch bis zu 30 % der vordere und bis zu 10 % der hintere Bogengang bei einer Kalorisation gereizt werden kann.

> ❯ Man muss beachten, dass die kalorische Untersuchung eigentlich nur einen kleinen Funktionsbereich des Gleichgewichtsorgans, nämlich einen von insgesamt 5 Rezeptoren widerspiegelt.

Durch die Temperaturänderung im Felsenbein verändert sich das spezifische Gewicht der Endolymphe (Erwärmung der Flüssigkeit: Verminderung des spezifischen Gewichts; Abkühlung: Erhöhung des Gewichts), und in dem senkrecht gestellten Bogengang sinkt nach Robert Bárány die abgekühlte Flüssigkeit ab und die erwärmte steigt auf. Aufgrund der Temperaturdifferenz an den Schenkeln des Bogengangs kommt es dann zu einer Flüssigkeitsrotation, die zur Reizung des Sinnesepithels führt. Als Beweis für die Richtigkeit seiner Theorie führte Bárány an, dass sich die

Strömungsrichtung im Gefäß umkehrte, wenn man das Gefäß umdrehte. Auch bei den Versuchspersonen kehrte sich der Nystagmus um, wenn er sie um 180° umlagerte. In der Folgezeit wurde die Theorie z. T. durch klinische und physiologische Untersuchungen gestützt, aber auch oft angezweifelt, jedoch konnte das Phänomen, dass sich bei einer 180°-Umlagerung der Nystagmus umkehrt, nicht anders erklärt werden. Allerdings ergaben die vestibulären Experimente in der Schwerelosigkeit des Weltraums (Wegfall der hydrostatischen bzw. Auftriebskräfte) in den 1980er-Jahren, dass bei den Versuchspersonen ebenfalls ein kräftiger thermisch induzierter Nystagmus wie auf der Erde besteht, sodass unter anderem eine temperaturbedingte Volumenänderung diskutiert wird. Der Effekt bei einer 180°-Umlagerung könnte dagegen auf eine Otolithenreizung zurückgeführt werden, die man sich u.a. bei dem so genannten Wendetest zu Nutze macht (▶ Abschn. 6.7.1 und ▶ Abschn. 7.2.2). Untersuchungen im freien Fall oder beim parabolischen Flug konnten andererseits keine kalorische Reaktion nachweisen. Auch bei unterschiedlich starken Zentrifugalkräften kommt es zu einer Verstärkung oder Abschwächung.

Neben der Flüssigkeitskonvektion von Robert Bárány wurden verschiedene Theorien diskutiert, da verschiedene Besonderheiten der thermischen Reaktion nicht erklärt werden konnten. So kann z. B. die Fixierung der Cupula an der Ampullenoberseite eine echte Strömung der Endolymphe nicht ermöglichen, in Rücken und Bauchlage ist eine unterschiedliche Nystagmusstärke nachweisbar, und die Untersuchungsergebnisse in Schwerelosigkeit bzw. im Weltraum sprechen ebenfalls gegen eine schwerkraftsabhängige Konvektionsströmung. Es wurden daher verschiedene Hypothesen aufgestellt:

- Direkte Temperatureffekte an den primären vestibulären Sinneszellen oder an den efferenten Nerven (kann aber nicht die Änderung der Nystagmusstärke durch Lageänderung des Bogengangs erklären –otolithenbedingt?)
- Ohne Gravitation auftretende thermische Volumenänderung mit Flüssigkeitsverschiebungen. Die erwärmte oder abgekühlte Endolymphe verschiebt sich im lateralen Anteil des horizontalen Bogenganges in Richtung

des geringeren Widerstandes, d. h. des kurzen ampullopetalen Schenkels. Die Volumenänderung führt dann an der Cupula zu einer entsprechenden Druckänderung. Hierbei kann sich die Endolymphe in Richtung Ampulle und Utrikulus leichter verschieben, weil in den weiten Lumina zur Ampulle bzw. Cupula der Widerstand klein ist.
- Schleichende Endolymphströmungen infolge des gravitationsunabhängigen Ausdehnungseffektes an der Wand des Endolymphschlauches, die eine gewisse Strömung der Endolymphe trotz Fixierung der Cupula erlauben.

Eine Warmspülung ruft eine utrikulopetale Auslenkung bzw. Reizung mit einer Zunahme der Aktionspotenzialfrequenz hervor und führt zu einem in das Ohr gerichteten Nystagmus. Bei einer Kaltspülung kommt es zu einem gegenteiligen Effekt, d. h. zu einer utrikulofugalen Auslenkung und einer Abnahme der Aktionspotenzialfrequenz.

> ❯ Die Warmreizung verursacht einen Nystagmus, dessen schnelle Phase in Richtung des gespülten Ohrs schlägt (**heiß** – **h**omolateral oder **h**ei**ß** – **g**lei**ch**es Ohr; engl. **w**arm – **s**ame). Eine Kaltreizung führt zu einem Nystagmus, dessen schnelle Phase in das andere Ohr schlägt (**k**alt – **k**ontralateral oder **k**alt – **a**nderes Ohr; engl. **c**old – **o**ther).

Besonderheiten der kalorischen Prüfung

- Obwohl mit einer definierten Temperatur gereizt wird, hängt das Ergebnis der Spülung auch vom Transportweg der Wärme (äußerer Gehörgang, Knochen des Felsenbeins, Luft im Mittelohr) ab.
- Es wird überwiegend nur der laterale Bogengang gereizt (ein Rezeptor von fünf).
- Mit der thermischen Prüfung wird auch nur der VOR im niederfrequenten Bereich (0,025–0,01 Hz) erfasst (▶ Abschn. 1.2.2). Wenn man sich also hinsichtlich der Bogengangsfunktion nur auf die kalorische Untersuchung stützen würde, dann wäre das so, als ob man sich bei einem Tonau-

> diogramm nur auf die Prüfung der tiefen Töne beschränkt. Höherfrequente Reize werden z. B. mit dem KIT erfasst.

6.4 Durchführung und Technik der thermischen Prüfung

Es wird jeweils der äußere Gehörgang mit einer definierten Wassermenge bei einer vorgegebenen Temperatur über einen bestimmten Zeitraum gespült.

> **Bestandteile der thermischen Prüfung**
> - Prüfung des präkalorischen Nystagmus
> - Prüfung des postkalorischen Nystagmus
> - Prüfung der Blickfixation

Grundsätzlich kann man entsprechend der Kalorisationsart (Reiztemperatur, der Zahl der zu untersuchenden Ohren und des Ablaufs) verschiedene Formen der Untersuchung unterscheiden (▶ Abschn. 6.4.5):
- Bithermale binaurale Stimulation:
  1. alternierend = Standard
  2. simultane Irrigation mit warmem oder kaltem Wasser
  3. sinusoidal mit Wasser von 44 °C und 33 °C
- Monothermale binaurale Stimulation (mit Wasser von 44 °C, ▶ Abschn. 7.2.1)
- Monothermale monaurale Technik (Eiswassertest)

Die Antwort der kalorischen Reizung hängt vor allem von der Kopf- und Körperposition, von der Wassertemperatur, der Dauer der Spülung und der Wassermenge ab.

6.4.1 Präkalorische Maßnahmen

Untersuchung der Gehörgänge
Voraussetzung für jede thermische Prüfung ist – neben der Anamnese und der klinischen Untersuchung – die Erhebung des Trommelfell- und Gehörgangbefunds. Zunächst müssen Perforationen ausgeschlossen werden. Aber auch der Zustand des Gehörgangs muss beachtet werden, um das Ergebnis der Untersuchung richtig auswerten zu können. Vor allem einseitige pathologische Befunde wie eine Stenose oder eine Radikalhöhle verfälschen den Seitenvergleich. Eine einseitige Stenose kann eine Mindererregbarkeit vortäuschen. Zerumen hat eine schlechte Wärmeleitfähigkeit und muss daher immer entfernt werden. Das spielt besonders bei einer Luftkalorisation eine Rolle. Auch die Beschaffenheit des Trommelfells muss beachtet werden. Mit einer Tonaudiometrie und einer Tympanometrie können hier weitere Informationen gewonnen werden.

❶ Cave
Vor einer kalorischen Prüfung ist die Ohrmikroskopie nicht nur zum Ausschluss einer Trommelfellperforation wichtig (dann Kalorisation mit Luft erforderlich), sondern auch wegen der Weite und Beschaffenheit des Gehörganges (z. B. Exostosen, Zerumen), dem Vorhandensein einer Radikalhöhle und auch wegen der Trommelfelldicke oder der Mittelohrverhältnisse (z. B. Paukenerguss) zur Interpretation der Ergebnisse.

Vorbereitung des Patienten
Unmittelbar vor der thermischen Spülung ist dem Patienten genau mitzuteilen, wie der Test durchgeführt und wie die Untersuchung ablaufen wird. Es ist auch nützlich, dass der Patient bereits im Vorfeld über die Untersuchung informiert wird (z. B. bei geplanten Untersuchungen). Eine unzulängliche Aufklärung ist der häufigste Fehler bei der Patientenvorbereitung. Die Patienten müssen auf die Spülungen mit Wasser vorbereitet sein und ihnen muss bekannt sein, dass Übelkeit bzw. Schwindelbeschwerden auftreten können. Man muss sie auch beruhigen, dass der Gehörgang und das Trommelfell bei der Untersuchung nicht verletzt werden. Weiterhin ist der Patient vorher zu informieren, dass er eine Untersuchungsbrille tragen muss und die Untersuchung überwiegend im Dunkeln bzw. mit aufgehobener Fixation erfolgt. Während der Untersuchung muss der Patient die Augen geradeaus richten, denn beim Blick in Richtung des

Nystagmus erhöht sich die Nystagmusintensität und beim Blick in die andere Richtung kommt es zu einer Verminderung. Dadurch ist eine Verfälschung der kalorischen Prüfung möglich, die von einer Unter- bis zu einer Übererregbarkeit führen kann.

Vor der Spülung muss der Patient gelagert werden, und die Untersuchungsbrille muss nach dem Aufsetzen kalibriert werden.

> ❯ Optimale Antworten lassen sich bei geöffneten und geradeaus gerichteten Augen in absoluter Dunkelheit (geschlossene Brille) messen.

Tipp

Es empfiehlt sich, die Brille erst kurz vor der eigentlichen Messphase zu schließen und in den Messpausen wieder zu öffnen. Dadurch werden längere Dunkelphasen oder Beschlagen der Brille durch verstärktes Schwitzen des Patienten vermieden.

6.4.2 Kopf- und Körperpositionen

Bei der Kopfposition kann man auf Grundlage der Konvektionstheorie Báránys zwischen einer Optimum- (der horizontale Bogengang steht senkrecht – die kalorische Reaktion ist besonders intensiv) und einer Pessimum-Stellung (der horizontale Bogengang steht waagerecht – die kalorische Reaktion ist abgeschwächt) unterscheiden. Allerdings können diese Optimum-Pessimum-Stellungen nach Untersuchungen im Weltraum und Untersuchungen bei unterschiedlichen Körperpositionen nicht mehr in dieser Form aufrechterhalten werden. So gibt es Menschen, die bei der Pessimum-Stellung ein Optimum der thermischen Reaktion aufweisen und umgekehrt. Allerdings wurde anhand von Untersuchungen an Versuchspersonen nachgewiesen, dass diese Optimum-Pessimum-Stellungen nach wie vor ihre Gültigkeit besitzen. Nur bei klinisch nicht erklärbarer geringer thermischer Erregbarkeit ist es gerechtfertigt, den Patienten in einer anderen Körperposition zu untersuchen.

> ❯ Zur Erzielung reproduzierbarer Ergebnisse muss der Patient während der thermischen Prüfung immer in genau derselben Körperposition gelagert werden.

Grundsätzlich kann man die Kopf-Körperpositionen nach Hallpike und nach Veits unterscheiden.

Methode nach Hallpike: Der Patient liegt und das Kopfteil der Untersuchungsliege ist um 30° angehoben, sodass der Bogengang senkrecht steht (Optimum-Stellung). Der Vorteil ist eine immer gleiche Kopfhaltung und sie ist für den Patienten bequem. Nachteilig ist, dass im Liegen die Aufmerksamkeit sinkt und dass für die Untersuchungsliege ein gewisser Platzbedarf für die Untersuchung erforderlich ist. Die Position in Rückenlage mit um 30° angehobenem Kopf und Blick nach oben wird auch als »Pronation«, während die spiegelbildlich entgegengesetzte Position in Bauchlage mit 30°-Blick nach unten dagegen als »Supination« bezeichnet wird. Bedeutsam sind »Pronation« und »Supination« bei der gravitationsabhängigen Analyse der Bogengänge (▶ Abschn. 6.7.1 und ▶ Abschn. 7.2.2).

Bei Abweichungen von der 30°-Kopfhochlage kann ebenfalls eine kalorische Reaktion nachgewiesen werden, jedoch können die Ergebnisse dann nicht mit Untersuchungen verglichen werden, die in einer anderen Position untersucht wurden.

Methode nach Veits: Der Patient sitzt und der Kopf ist mit etwa 60° nach hinten geneigt, sodass der Bogengang senkrecht steht bzw. die Optimum-Stellung eingenommen wird. Der Vorteil ist, dass die Aufmerksamkeit im Sitzen höher ist als im Liegen und dass der Platzbedarf geringer ist. Nachteilig ist, dass ein Kamerasystem beim Bewegen des Kopfes verrutschen kann, sodass die Untersuchung ggf. wiederholt werden muss. Wenn der Kopf bewegt wird, ist die Untersuchung bei Vergleichsuntersuchungen nicht 100 %ig reproduzierbar.

6.4.3 Spültechnik

Zur Kalorisation sollte ein Gerät verwendet werden, welches sehr genaue und reproduzierbare thermische Reize liefert und welches das erwärmte Wasser sofort und ohne Temperaturverlust zur Verfügung stellt. Die Spültemperatur, die Wassermenge bzw. Spüldauer werden an dem Gerät eingestellt. Obwohl die Metallspitze des Handstücks ausreichend dünn ist, sollte ein dünner weicher Plastikschlauch darüber gezogen werden, damit Verletzungen des Gehörgangs und des Trommelfells vermieden werden. Dazu darf der Schlauch maximal 1,5 cm im Gehörgang platziert werden, sodass sich die Schlauchspitze noch 10 mm vor dem Trommelfell befindet. Bewährt hat sich daher, dass der Schlauch 1,5 cm über das Ende der Spitze hinausragt. Liegt dann die Metallspitze am Tragus, so weiß man, dass sich der Schlauch ausreichend tief im Gehörgang befindet, ohne dass das Trommelfell verletzt werden kann. Das Lumen des Schlauches sollte mindestens 1,5 mm betragen, da ein zu kleines Lumen einen Düseneffekt verursachen kann. Bei einer Luftkalorisation sollte gewährleistet werden, dass der Luftstrahl direkten Kontakt zum Trommelfellbereich hat.

 Cave
Bei jeder thermischen Reizung muss gewährleistet werden, dass der Stimulus (Wasser, Luft) das Trommelfell erreicht.

6.4.4   Variablen bei der Kalorisation

Reizmedien und Kalorisationsart
Wasser ist das Reizmedium der Wahl, da es über eine hohe Wärmekapazität verfügt und so einen sicheren Temperaturtransport über den Gehörgang zum Labyrinthknochen gewährleistet. Das Wasser kann durch einen Spülkatheter, eine Sonde oder direkt mit einer Spritze in den Gehörgang eingebracht werden, wobei Standardtemperaturen 44 °C, 33 °C oder 20–25 °C sind. Das Wasser wird durch entsprechende Gerätesysteme temperiert und zirkuliert so durch die Leitung, sodass immer eine konstante Temperatur gewährleistet wird. Regelschwankungen von mehr oder weniger als 0,25 °C sollten vermieden werden. Nur bei Notfalluntersuchungen am Krankenbett – und nicht bei Routineuntersuchungen – kann das Wasser durch Mischen von warmem und kaltem Wasser auf die entsprechende Temperatur gebracht werden.

Nachteil von Wasser ist die Feuchtigkeit, die nach jeder Spülung zurückbleibt und zu Infektio-

nen führen kann. Auch ist die Reizung bei einem defekten Trommelfell problematisch (Schmerzen, Infektion). Kleine Perforationen können evtl. mit einer Silikonfolie o. Ä. abgedeckt werden. Bei epitympanalen Defekten kann prinzipiell mit Wasser gespült werden. Eine Alternative ist die »trockene« Vestibularisprüfung. Hierbei wird ein wasserdurchströmter Gummiballon oder Schlauchsystem in den Gehörgang platziert, sodass das Wasser mit dem Gehörgang nicht direkt in Kontakt kommt (»closed loop system«, Thermostimulator).

Als Alternative wurde Luft als Reizmedium eingeführt, wobei Luft anfangs nur bei defektem Trommelfell eingesetzt wurde, später dagegen wurde diese Reizform vor allem wegen ihrer bequemeren und z. T. auch für die Patienten verträglicheren Anwendung in der Routinediagnostik zunehmend verwendet. Mit elektronisch geregelten Luftkalorisatoren kann mittels genau definierten kalten und warmen Lufttemperaturen gereizt werden (in der Regel 27 °C und 44 °C).

Ein Nachteil ist die geringe Wärmekapazität. Die Wärmemenge ist bei Luftspülung gegenüber Wasser mit gleicher Temperatur um den Faktor 100 verringert und die Wärmeleitzahl 25-mal schlechter, sodass die Nystagmusreaktion dann schwächer ist und bereits geringe Veränderungen im Bereich der Gehörgänge, wie Exostosen, eine Zerumenschicht oder eine verdickte Gehörgangshaut, zu einer erheblichen Verfälschung des Ergebnisses führen können. Eine gewisse Lärmbelastung durch die unter Druck eingeblasene Luft und das Auftreten einer »Kaltreaktion« oder paradoxen Reaktion bei Warmluftreizung von feuchten Gehörgängen, feuchten Trommelfelldefekten und feuchten Radikalhöhlen durch eine Verdunstungskälte (somit kein Seitenvergleich möglich) sind weitere Nachteile. Aufgrund dieser Faktoren wird Luft für die Routinediagnostik vielerorts abgelehnt.

> **Die Wasserspülung ist als Reizmedium für die kalorische Untersuchung der Luftspülung überlegen.**

Andere Reizmedien, die sich in der Routinediagnostik nicht durchgesetzt haben, sind u. a. die Anwendung von Infrarotstrahlung (gezielte Strahlungskalorisation) in den Gehörgang (Warmreiz;

keine Verdunstungskälte, berührungsfrei und lautlos, als Screening- und Bedside-Test), Reizung mittels mit Wasserdampf angereicherter feuchter Luft (höhere Wärmekapazität als die von trockener Luft) oder die Kältereizung mit Diethylether, Ethylchlorid oder Dichlordifluormethan (ist für Patienten jedoch aufgrund des schnell einsetzenden Kältereizes und des damit auftretenden Schwindels sehr unangenehm), die Reizung mittels mit Peltier-Elementen versehenen Metallstäben (Experimente im Weltraum), Vibrationsinduktion oder galvanische Reizung.

Wassermenge

Hinsichtlich der Kalorisationsmenge kann man zwischen Minimal- (unter 50 ml), Normal- (50–100 ml – entspricht auch einer Ohrspritze) und Maximaltestungen (über 100 ml) unterscheiden. Die Wassermenge beeinflusst prinzipiell nicht das Testergebnis, wenn 50 ml nicht unterschritten werden. Es macht nicht viel aus, ob man 50 oder 500 ml Wasser verwendet. Die Stärke des Reizes und der Antwort ändert sich nicht. Die Wassermenge sollte am besten 50–100 ml betragen. Bei der sogenannten Minimalspülung wird der Gehörgang mit einer Pipette mit Wasser gefüllt. Jedoch hängt die Wassermenge und die Wärmekapazität und damit die Reizstärke von der Weite des Gehörgangs ab und inwieweit der Stimulus das Trommelfell erreicht. Es handelt sich auch nicht um eine Minimalmethode, da vorwiegend die Temperatur und nicht die Menge die Reizgröße bestimmt. Wasserspülungen von über 250 ml bringen dagegen keine zusätzlichen Vorteile, und das Auffangen der großen Wassermenge ist nicht unproblematisch.

Spüldauer

Die Spüldauer soll 30 s betragen, da es bei kürzeren Spülzeiten zu Artefakten kommen kann und längere Spülzeiten keine Vorteile bringen. Wichtig ist auch, dass die Spülzeit für alle vier Spülungen exakt die gleiche ist, sodass das Trommelfell immer mit fließendem Wasser Kontakt hat und damit die Reizantworten entsprechend verglichen werden können. Es ist dagegen theoretisch nicht so wichtig, ob die Geschwindigkeit der Spülung dieselbe ist. Bei modernen Wasserkalorisatoren kann das Zeitintervall genau eingestellt werden.

Wassertemperaturen

Als Warmreiz wird Wasser mit einer Temperatur von 44 °C und als Kaltreiz mit einer Temperatur von 30 °C definiert. Diese Temperaturen liegen jeweils 7 °C über bzw. unter der Körpertemperatur von 37 °C und sind optimal für die klinische Untersuchung. Dadurch soll eine gleich starke und entgegengesetzte Reaktion hervorgerufen werden. Es wird eine deutliche Reaktion hervorgerufen, ohne den Patienten unnötig zu belasten. Beachtet werden muss jedoch, dass die Körpertemperatur nicht exakt 37 °C beträgt und dass die Temperatur des Gehörgangs unter der Kerntemperatur liegt. Die Warmspülung erhöht auch die Vigilanz, da es zu einer Schreckreaktion kommen kann. Die Regelschwankungen sollten eine Temperatur von ±0,25 °C nicht überschreiten.

Zum Nachweis einer Resterregbarkeit kann die Spülung mit einem Starkreiz bei einer Temperatur von 20 °C erfolgen (auch z. B. beim Wendetest). Die Verwendung einer geringeren Wassertemperatur wird kontrovers diskutiert. Die Spülung mit Eiswasser (unter 10 °C) ist der stärkste thermische Reiz und wird eingesetzt, um einen kompletten Ausfall eines Vestibularorganes nachzuweisen (minimaler Eiswassertest). Wenn die Warm- und die Kaltspülung keine oder nur unzureichende Nystagmen produzieren, bzw. bei einem Verdacht auf eine Unerregbarkeit, kann mit dem Eiswassertest die Verdachtsdiagnose erhärtet oder ausgeschlossen werden. Allerdings ist eine Eiswasserspülung nicht nur unangenehm bzw. schmerzhaft, sondern durch Schmerz kann eine unspezifische Reaktion in Form eines latenten Spontannystagmus (SPN) hervorgerufen werden. Andererseits wird der Eiswassertest als Bedside-Untersuchung zum Screening der thermischen Erregbarkeit und sogar zur Differenzierung von peripher- und zentral-vestibulären Störungen empfohlen.

Reizfolge

Die Kalorisation sollte immer mit dem Warmreiz begonnen werden. Dadurch können Fehlinterpretationen vermieden werden (s. oben im Abschn. »Wassertemperaturen«) und die Untersuchungszeit kann ggf. abgekürzt werden (s. unten und ▶ Abschn. 7.2.1). Die Reihenfolge der Spülungen ist so durchzuführen, dass zur Vermeidung von zentralen Gewöhnungsvorgängen immer ein Nystagmus in die entgegengesetzte Richtung ausgelöst wird.

---

1. Spülung rechts 44 °C → Rechtsnystagmus
2. Spülung links 44 °C → Linksnystagmus
3. Spülung links 30 °C → Rechtsnystagmus
4. Spülung rechts 30 °C → Linksnystagmus

Im Anschluss an diese vier Spülungen können in bestimmten Fällen noch zwei weitere erfolgen (z. B. zur Überprüfung einer bestimmten Spülung – ► Abschn. 6.7 – oder eine zusätzliche Reizung mit 20 °C). Mehr als insgesamt sechs Spülungen sind nicht zu empfehlen, weil es auch bei konstanter Vigilanz durch Habituation zu einer zunehmenden Abnahme der Reizantwort kommt.

Bei dem Vorliegen eines SPN kann man sich ggf. auf die Reizungen beschränken, die einen dem SPN entgegengerichteten Nystagmus hervorrufen, sodass Untersuchungszeit eingespart werden kann (► Abschn. 7.2.1):

- SPN nach rechts: Spülung 44 °C links und 30 °C rechts
- SPN nach links: Spülung 44 °C rechts und 30 °C links

> ❯ Für ein zuverlässiges und optimales Ergebnis ist es notwendig, dass die Reizung sowohl mit warmem als auch mit kaltem Wasser auf beiden Seiten durchgeführt wird.

Bei einer einseitigen Hörstörung wird auch empfohlen, dass an diesem Ohr mit der Reizung begonnen wird.

Pausen zwischen den Spülungen

Durch die thermische Reizung des Gleichgewichtsorgans kommt es am lateralen Bogengang zu einem Temperaturgradienten, welcher noch 10 min nach Ende einer Reizung nachweisbar ist. Dieser Temperaturgradient ruft zwar keinen Nystagmus mehr hervor, aber er kann trotzdem noch das Ergebnis der nachfolgenden Reizung beeinflussen. Jedoch ist im klinischen Alltag eine Pause von 10 min nicht praktikabel. Daher wurde für klinische Untersu-

chungen ein Kompromiss von 7–5 min zwischen dem Beginn von zwei Spülungen vorgeschlagen. Für wissenschaftliche Fragestellungen ist dagegen eine Pause von 10 min erforderlich.

6.4.5 Modifikationen der thermischen Reizung

Es wurden neben der beschriebenen normalen (alternierenden bithermalen binauralen) Stimulation in Hinblick auf den Reizmodus noch eine Reihe andere Techniken vorgeschlagen:

- Bei der simultanen bithermalen binauralen Stimulation heben sich bei einer seitengleichen Erregbarkeit die Reizantworten auf, wohingegen bei einer Seitendifferenz (SD) ein Nystagmus auftritt, der bei einem Kaltreiz zur weniger erregbaren Seite und bei einem Warmreiz zur stärker erregbaren Seite schlägt. Diese Technik ist zwar zeitsparend, jedoch weist sie methodische Nachteile auf. Vor allem ist die Beurteilung des schwachen Differenznystagmus nicht unproblematisch.
- Mit der automatischen thermischen Wechselspülung wird unilateral mit sinusförmig wechselnden Wassertemperaturen gereizt. Die Temperatur und damit die Reizrichtung wird mehrfach automatisch gewechselt, sodass eine sinusförmige Reizung erfolgt und jedes Ohr 5-mal warm und 5-mal kalt gereizt wird.
- Monothermale Kalorisation (► Abschn. 7.2.1)

In Hinblick auf die Spülmenge, die Spülzeit und die Spültemperatur wurden ebenfalls verschiedene Modifikationen beschrieben (Kurzreizmethode, Schwachreizmethode, minimaler Eiswassertest, ► Abschn. 6.4.4).

6.4.6 Blickfixation

Während einer kalorischen Prüfung sollte die visuelle Fixation unterdrückt werden. Die besten Ergebnisse (höchste Reaktion, niedrigste Streubreite) werden erzielt, wenn die Untersuchung im Dunkeln (z. B. bei der VNG mit geschlossenem Visier) oder mit der Frenzel-Brille erfolgt. Die Fixationssuppression oder »Unterbrechung« des VOR kann eine nützliche Hilfe zur Unterscheidung einer peripher-vestibulären von einer zentral-vestibulären Störung sein. Die Blickfixation bzw. die Fähigkeit des Blickfolgesystems, den kalorisch induzierten Nystagmus zu supprimieren, kann während des kalorischen Tests geprüft werden. Normalerweise wird ein vestibulärer Nystagmus durch Licht und Fixation gehemmt. Nach der Kulminationszeit mit der maximalen Geschwindigkeit der langsamen Phase (GLP) leuchtet z. B. in der Videonystagmographie-Brille ein nicht so lichtstarkes Lämpchen kurz auf. Normalerweise wird der kalorisch ausgelöste Nystagmus in seiner Intensität, d. h. in der GLP und in der Gesamtamplitude (GA) deutlich vermindert. Wird keine oder nur eine geringe Intensitätsreduzierung des Nystagmus beobachtet, so kann eine zentral-vestibuläre Läsion u. a. mit Störung der inhibitorischen Bahnen des Flocculus vorliegen. Die Fixationssuppression kann mit der folgenden Formel mathematisch berechnet werden:

$$Fixationsindex\,(\%) = \frac{GLP\,offene\,Augen}{GLP\,geschlossene\,Augen} \times 100$$

Ein kalorischer Nystagmus sollte durch Fixation um 70 % unterdrückt werden. Ein geringerer Wert ist dagegen pathologisch.

Bei der klinischen Untersuchung kann die visuelle Fixation aber auch durch den Untersucher selber geprüft werden, in dem er einen Finger in mindestens 1 m Entfernung für 2 s in das Blickfeld des Patienten hält. Es müssen jeweils drei repräsentative Schläge in einem 5-s-Intervall vor und nach dem Fixationsreiz berücksichtigt werden.

> **Fixation hemmt den peripher-vestibulären, aber nicht den zentral-vestibulären Nystagmus.**

6.4.7 Standardisierungsmaßnahmen

Für die thermische Untersuchung der Gleichgewichtsorgane gibt es von der Deutschen Gesellschaft für Hals-Nasen-Ohren-Heilkunde, Kopf-

und Halschirurgie Empfehlungen für einen standardisierten Untersuchungsgang:

- Nomenklatur: thermische Prüfung (statt kalorische Labyrinthprüfung)
- Medium: Wasser; Luft wird nicht empfohlen
- Reiztemperaturen: 44 °C, 30 °C, evtl. 20 °C
- Spüldauer: 30 s
- Reizfolge: 44 °C rechts, 44 °C links, 30 °C links, 30 °C rechts
- Körperhaltung: Hallpike – Liegen, Kopf um 30° angehoben, oder Veits – Sitzen, Kopf 60° nach hinten gestreckt
- Pausen zwischen den Spülungen: mindestens 3–7 min, für wissenschaftliche Fragestellungen 10 min

6.5 Streubreite und Einflussfaktoren

6.5.1 Streubreite der thermischen Untersuchungsergebnisse

Es existiert sowohl eine inter- als auch eine intraindividuelle Streubreite der Befunde. Die relative Variation der intraindividuellen Streuung kann bis zu ±20 % betragen, wobei sie dann aber immer gleichzeitig auf beiden Seiten zu beobachten ist. Als Ursache werden u.a. die unterschiedliche Wärmeenergieleitung (Gehörgangszustand und -beschaffenheit wie Weite oder Dicke der Gehörgangshaut, Pneumatisation des Warzenfortsatzes), die zentrale Verarbeitung und die unterschiedliche Reaktionsintensität, die bei dem ersten Reiz oder dem zuerst gespülten Ohr aufgrund der neuen Untersuchungssituation und der Anspannung deutlich höher ist als bei einem zweiten oder dritten, diskutiert. Eine etwaige Ungenauigkeit des entsprechenden Messgerätes (Bogengang-Cupula-Apparat) kommt als Ursache dagegen weniger in Betracht.

6.5.2 Einflussfaktoren bei der Gleichgewichtsprüfung

Um die Ergebnisse richtig beurteilen zu können, müssen verschiedene Faktoren berücksichtigt werden. Die Größe der Antwort hängt nicht nur von der Beziehung des Temperaturgradienten und dem

Schwerkraftvektor oder dem Kalorisationsvorgehen ab. Sehr verschiedene Faktoren können das Ergebnis einer kalorischen Untersuchung beeinflussen. Man kann sie in lokale und allgemeine bzw. systemische Faktoren einteilen.

Länge und Beschaffenheit des Übertragungswegs vom Gehörgang zum lateralen Bogengang charakterisieren die lokalen Faktoren und sind im Einzelnen:

— Gehörgang: Weite (Atresie, starke Krümmung, Exostosen, Radikalhöhle), Beschaffenheit, Sekret, Zerumen.

— Hautdurchblutung: Nimmt die Durchblutung durch Vasokonstriktion infolge Schmerz oder Angst ab, so kommt es durch Abnahme der Wärmeleitfähigkeit zu einer Abnahme der Reizantwort.

— Trommelfell und Mittelohr: Dicke des Trommelfells, Perforation, Sekret in Pauke mit Änderung der Wärmeleitfähigkeit, Pneumatisation.

— Infektionen oder Sekret im Mittelohr können aufgrund der gesteigerten Wärmeleitfähigkeit die thermische Antwort erhöhen.

— Trommelfellperforation bzw. freiliegende Paukenhöhle: Der kalorische Reiz wird verstärkt, sodass die Latenz kurz und die Reaktion erhöht sind.

— Veränderungen der Gehörgangs- und Mittelohrstrukturen durch chirurgische Maßnahmen können durch einen kürzeren Leitungsweg die Antwort erhöhen (z. B. Radikalhöhle) Aufgrund einer Pneumatisationshemmung kann es dagegen durch eine verminderte Wärmeleitfähigkeit zu einem entgegengesetzten Effekt kommen.

❗ Cave

Die absolute Größe der kalorischen Antwort hängt auch von physikalischen Faktoren ab, die nicht in Beziehung zur Bogengangsfunktion stehen.

Die Variablen Gehörgang, Trommelfell und Mittelohr spielen ganz besonders bei einer Luftkalorisation eine Rolle, da die Wärmekapazität geringer ist als die von Wasser.

Allgemeine Faktoren sind Alter, absichtliche Störmanöver durch den Patienten, Vigilanz und Medikamente.

Alter

Im Alter verändert sich die postkalorische Nystagmusreaktion, wobei die Daten uneinheitlich sind. Im Kindesalter zeigen sich in der Regel hohe Amplituden bei niedriger Schlagzahl, während bei alten Menschen niedrige Amplituden mit Nystagmuskleinschrift nachweisbar sind. Teilweise wird angenommen, dass bis zum 65. Lebensjahr das Alter keinen Einfluss hat und es dann mit steigendem Alter zu einer kontinuierlichen Abnahme der kalorischen Antwort einschließlich des kalorischen Nystagmus kommt. Andererseits kann schon im mittleren Lebensalter die Reizantwort abnehmen.

Störmanöver

Im Gegensatz zu den vestibulospinalen Tests sind bei einer thermischen Prüfung Simulation, Aggravation oder Dissimilation eher nicht möglich. Es wird jedoch von manchen Patienten alles versucht, die Aufzeichnung zu stören, indem sie schielen, die Augen schließen oder einen imaginären Punkt fixieren. Bei der thermischen Prüfung kommt es aus Angst vor dem Dreh- oder Schwindelgefühl auch zu einem Fixieren eines imaginären Punktes mit Abnahme der Nystagmusamplitude. Die Fixation wird aufgehoben, wenn der Patient den Jendrassik-Griff durchführt oder wenn man den Patienten anspricht. Durch Unruhe, Hin- und Herblicken oder vermehrten Lidschlag wird ebenfalls die Untersuchung beeinträchtigt.

Vigilanz

Der Nystagmus hängt sehr von der Vigilanz (Aufmerksamkeitsniveau) ab, und Müdigkeit beeinflusst in hohem Maße das Ergebnis der Gleichgewichtsuntersuchung. Bei Müdigkeit verschwindet zuerst der SPN. Die thermische Reaktion in Form von Amplitude und GLP nimmt von Spülung zu Spülung ab, sodass es auch zu einer scheinbaren SD kommt. Mit einem verminderten Wachheitsgrad muss man bei Patienten rechnen, die lange Wartezeiten oder andere Untersuchungen hinter sich hatten, die beruflich stark belastet sind und die einen weiten Anreiseweg hatten.

Die Untersuchungsumgebung sollte ruhig sein, wenn der Patient nichts sieht. Auf alle Fälle sollte man sich mit dem Patienten unterhalten, damit er sich überwacht fühlt.

Maßnahmen zur Aufrechterhaltung der Vigilanz sind Ansprechen, Anregen, einfache Rechenaufgaben im Sinne von seriellem Subtrahieren (z. B. von 100 jeweils 7 oder von 700 jeweils 6 abziehen) oder Vorspielen von Rechenaufgaben und Auswahl der Ergebnisse.

Gelingt es trotz Rechenaufgaben nicht, die Vigilanz entsprechend zu steigern, so ist die Untersuchung wertlos und die Untersuchung muss am ausgeruhten Patienten wiederholt werden.

> Bei der thermischen Untersuchung ist das Vigilanzniveau zu überprüfen und aufrechtzuerhalten.

Medikamente

Jedes sedierende Medikament beeinträchtigt die Gleichgewichtsuntersuchung und so auch die thermische Prüfung. Dazu gehören vor allem die folgenden Medikamente:

- Psychopharmaka
- Schlafmittel
- Antihistaminika und Derivate
- sedierende Antivertiginosa
- β-Blocker
- Antikonvulsiva

Soweit möglich, müssen diese Medikamente 2 Tage vor einer Gleichgewichtsprüfung abgesetzt werden. Bei einer evtl. Einbestellung zur Untersuchung muss das entsprechend vermerkt werden. Wenn die Medikamente nicht abgesetzt werden können, dann ist das auf dem Untersuchungsbefund zu dokumentieren.

Alkohol, Nikotin und Koffein

Drogen und Genussmittel können in unterschiedlicher Art und Weise eine Vestibularisdiagnostik beeinflussen. Alkohol hat eine narkotisierende Wirkung und kann das vestibuläre System bereits in sehr niedriger Menge beeinflussen und damit das Untersuchungsergebnis verfälschen. Bereits ein

Alkoholgenuss am Vorabend kann noch am Folgetag bis zu 16 h eine Wirkung auf das vestibuläre System zeigen. Bei der thermischen Untersuchung kann ein pathologischer Befund ausgelöst, verstärkt oder in der Richtung verändert werden. Es kann eine SD neu auftreten und ein bestehender Seitenunterschied erheblich zunehmen. Eine thermische Untersuchung ist damit wertlos und muss wiederholt werden.

Nikotin wirkt auf das ZNS depolarisierend, d. h. erregend, und in höheren Dosen lähmend. Nikotin potenziert die Wirkung des Alkohols auf das vestibuläre System.

Koffein wirkt in den üblichen Dosen (50–100 mg) stimulierend auf das ZNS und kann entsprechend ebenfalls das vestibuläre System beeinflussen.

6.6　Parameter, Auswertung, Interpretation und Darstellung der postkalorischen Nystagmusreaktion

6.6.1　Parameter bei der Kalorik

Zur quantitativen Bestimmung der Größe der vestibulären Reaktion nach entsprechender Reizung werden die Eigenschaften der Nystagmusreaktion genau erfasst. Bei der Auswertung einer kalorischen Untersuchung müssen vor allem die folgenden Nystagmusparameter berücksichtigt werden:

- Nystagmusaufzeichung bzw. Rohkurve einschließlich Schlagrichtung und -zahl im Zeitraum von 30 s unter Berücksichtigung der GLP
- Bei Kalorisation: Frequenz, GLP und GA sowie die Blickfixation

Die Frequenz ist leicht zu messen und daher ebenfalls verwendbar, wenn keine computergestützte Registrierung möglich ist. Beachtet werden muss, dass der schnelle Schlag das zentrale Geschehen repräsentiert. Da die Bestimmung der Frequenz während der gesamten Dauer des kalorischen Nystagmus sehr zeitintensiv ist, erfolgt die Bestimmung in einem definierten Zeitraum (während 30 s maximaler Reaktion als leichtes und zuverlässiges

Maß). Die Aussage über die Stärke des Nystagmus ist sehr gering.

Die GLP (Winkelgrade pro Sekunde bzw. °/s) charakterisiert am genauesten die Eigenschaften des kalorischen Reizes und repräsentiert die Bewegung der Cupula. Die Messung der Geschwindigkeit ist auch bedeutsam zur Klärung, ob bei einem SPN ein Labyrinth überwiegt oder nicht. Die Geschwindigkeit der langsamen Komponente des SPN wird von derjenigen des kalorischen Nystagmus, welcher in dieselbe Richtung schlägt, subtrahiert oder zur GLP der anderen Seite dazu addiert.

Die GA deckt sich weitestgehend mit der GLP, sodass es sich ebenfalls um einen genauen Parameter handelt.

Parameter wie die Latenz, die Dauer oder die Gesamtschlagzahl haben dagegen keine praktische Bedeutung mehr.

> Während bei der Untersuchung mit der Frenzel-Brille als Nystagmusparameter die Schlagzahl des Nystagmus am Reaktionsmaximum bzw. Kulminationsschlagzahl (61. bis 90. Sekunde nach Spülbeginn) empfohlen wird, ist es bei der CNG die maximale GLP am Maximum der thermischen Reaktion.

6.6.2 Interpretation und Befundkonstellation

Aus einer kalorischen Prüfung können quantitative und qualitative Informationen gewonnen werden. Die wichtigsten sind:

- Die Nystagmusschrift (z. B. Dysrhythmien oder»square waves«)
- Der Seitenvergleich (z. B. einseitige Untererregbarkeit)
- Der Reaktionstyp (z. B. Richtungsüberwiegen – RÜ –»directional preponderance«, d. h. wenn die Nystagmusausschläge nach rechts oder nach links in der kalorischen Prüfung überwiegen – z. B. bei der Warmspülung auf der einen Seite und bei der Kaltspülung auf der anderen Seite –vgl. ▶ Abschn. 7.1.4)
- Die Größe der Messwerte (seitengleiche, aber pathologische Unter- oder Übererregbarkeit beider Labyrinthe) (◰ Tab. 6.1)

Man kann somit grundsätzlich verschiedene Befundkonstellationen hinsichtlich der Erregbarkeit unterscheiden (vgl. ▶ Kap. 7):

- Normale symmetrische Erregung
- Einseitiger Ausfall: vollständig/partiell
- Beiderseitig keine Erregung
- Untererregbarkeit
- RÜ (GLP, Frequenz)
- Überschießende Reaktion

Man kann sicher die Palette noch um viele weitere Befundkonstellationen erweitern. So stellte Claussen [72] über 80 verschiedene kalorische Untersuchungsbefunde zusammen. Berücksichtigt man noch den SPN, so erhöht sich die Zahl auf das Dreifache.

Das Problem ist die Festlegung zwischen normalen und pathologischen Grenzen (»Grenzfälle«). Interessant sind auch entsprechende Verlaufsbeobachtungen.

Berücksichtigt werden muss weiterhin das Vorhandensein eines SPN und auch seine Qualität. Die entsprechende Software gestattet eine weitgehend automatisierte Befunderstellung. Solche Befunde müssen natürlich vom Untersucher anhand der Klinik überprüft und ggf. berichtigt werden.

❶ Cave
Die nicht adäquate Berücksichtigung der Klinik und verschiedener Parameter, wie Reizmedium, Gehörgang- und Trommelfellbefunde (vor allem bei asymmetrischen Befunden) sind bei der Auswertung und Interpretation ein häufiger Fehler.

6.6.3 Mathematische Auswertung

Zur Auswertung wurden verschiedene Formeln entwickelt. Zunächst ist es wichtig, die kalorische Gesamtantwort anhand der maximalen GLP für jede kalorische Reizung zu berechnen.

$$Kalorische\ Gesamtantwort = rechts\ 44°C$$
$$+ links\ 44°C + rechts\ 30°C + links\ 30°C$$

Wenn die Erregbarkeit signifikant niedrig ist (unter der 95 %-Grenze), ist eine weitere Analyse

6

◘ **Tab. 6.1** Zusammenfassung wichtiger Parameter bei der Auswertung.		
Parameter	Unterparameter	Befund
1. SPN	Richtung	Keiner, rechts, links, upbeat oder down-beat usw.
	Frequenz (f)	Pro 30 s
	GLP-Wert	Grad pro Sekunde
	Morphologie	Regelmäßigkeit Nystagmusschrift: grobschlägig, fein-schlägig, »square waves«, Augenunruhe usw.
2. Thermische Reizung mit	Wasser, Luft	
3. GLP bei thermischer Reizung (mit und ohne Abzug des SPN)	Erregbarkeit (visuell)	Von nicht bis »überschießend« erregbar
	Wert der Erregbarkeit	Grad pro Sekunde
	SD	Symmetrie oder Asymmetrie in %
	RÜ	Nicht vorhanden oder vorhanden in %
	Kombination von SD und RÜ, stärke-re Reaktion auf Kalt- oder Warmreiz (Temperatureffekt)	
4. GA bei thermischer Reizung	Erregbarkeit (visuell)	Von nicht bis »überschießend« erregbar
	SD, RÜ und Kombination, stärkere Reaktion auf Kalt- oder Warmreiz (Temperatureffekt)	
	Fixationssuppression	Vorhanden oder nicht vorhanden
5. Frequenz bei thermischer Reizung (mit und ohne Abzug des SPN)	Erregbarkeit (visuell)	Von nicht bis »überschießend« erregbar
	Wert der Erregbarkeit	Pro 30 s
	SD	Symmetrie, Asymmetrie oder Dissozia-tion
	RÜ	Nicht vorhanden oder vorhanden
	Kombination von SD und RÜ, stärke-re Reaktion auf Kalt- oder Warmreiz (Temperatureffekt)	

in Hinsicht auf eine SD oder ein RÜ nicht sinn-voll. Eine bilaterale Untererregbarkeit liegt dann vor, wenn die Gesamtantwort unter 30–20°/s liegt. Beträgt die Gesamt-GLP einer Seite (rechts 44 °C + links 44 °C oder rechts 30 °C + links 30 °C) jeweils

unter 10°/s, so handelt es sich um eine einseitige Untererregbarkeit.

Jongkees hat zur zahlenmäßigen Berechnung einer SD und eines RÜ des Nystagmus Formeln vorgeschlagen. Diese Formeln haben bis heute ihre Gültigkeit. Die SD bzw. Kanalparese (»vestibularparesis score«, »unilateral weakness«) kann nach der folgenden Formel berechnet werden:

$$SD = \frac{(rechts\ 30^{\circ}C + rechts\ 44^{\circ}C) - (links\ 30^{\circ}C + links\ 44^{\circ}C)}{rechts\ 30^{\circ}C + rechts\ 44^{\circ}C + links\ 30^{\circ}C + links\ 44^{\circ}C} \times 100\%$$

Bei der Auswertung ist es wichtig, die Zahlenwerte der GLP und der Frequenz zu unterscheiden. Nach der GLP liegen die Grenzwerte für eine SD zwischen 20 und 25 % und nach der Frequenz zwischen 15 und 20 %.

Diese in der Mathematik verwendbare Formel ist allerdings beim Menschen nur bedingt anwendbar, da sie aufgrund der Nichtlinearität den Prozentsatz der Störung nicht genau genug bestimmt. Daher wurde vorgeschlagen, das »Verhältnis der Erregbarkeit« zwischen rechtem und linkem Labyrinth zu berechnen:

$$Verhältnis\ der\ Erregbarkeit = \frac{rechts\ 44^{\circ}C + rechts\ 30^{\circ}C}{links\ 44^{\circ}C + links\ 30^{\circ}C}$$

Letztendlich ist für klinische Zwecke auch das Verhältnis der Erregbarkeit als Zahlenwert recht abstrakt und kann nur ein Richtwert sein. Bei der Auswertung müssen immer die Ergebnisse aller Tests einschließlich der Klinik berücksichtigt werden.

❯ Bei der Beurteilung einer kalorischen Untersuchung soll man immer beachten, dass die Grenze zwischen normalen und pathologischen Ergebnissen breit ist.

Die Berechnung eines RÜ des Nystagmus kann mit der folgenden Formel erfolgen:

$$RÜ = \frac{(rechts\ 44^{\circ}C + links\ 30^{\circ}C) - (links\ 44^{\circ}C + rechts\ 30^{\circ}C)}{rechts\ 30^{\circ}C + rechts\ 44^{\circ}C + links\ 30^{\circ}C + links\ 44^{\circ}C} \times 100\%$$

▣ **Tab. 6.2** Grenzwerte hinsichtlich der GLP und der Frequenz für die SD und das RÜ (auf Basis der Jongkees-Formeln)

Kalorisches Ergebnis	Parameter	Grenzwerte
SD	GLP	20–25 %
	Frequenz	15–20 %
RÜ	GLP	30 %
	Frequenz	20 %

Die Streubreite des RÜ ist noch größer als die der SD. Nach der GLP liegen die Grenzwerte für ein RÜ des Nystagmus bei 30 % und nach der Frequenz bei 20 % (▣ Tab. 6.2).

❯ **Die Berechnungen zur SD und RÜ stellen Richtwerte dar, wobei in der Literatur die Angaben schwanken. Jedes Vestibularislabor sollte seine eigenen Normwerte bzw. pathologischen Grenzwerte festlegen.**

Entsprechend der Formel zur Bestimmung des »Verhältnisses der Erregbarkeit« kann auch das RÜ berechnet werden:

$$Verhältnis\ der\ Erregbarkeit = \frac{rechts\ 44^{\circ}C + links\ 30^{\circ}C}{links\ 44^{\circ}C + rechts\ 30^{\circ}C}$$

Bei Abzug eines eventuellen SPN kommt es zu einer Änderung eines RÜ, wohingegen sich der Zahlenwert der SD nicht ändert. Daher muss bei einem SPN das RÜ für die GLP und die Frequenz jeweils registriert werden.

❗ **Cave**
Die nicht ausreichende Berücksichtigung eines vorhandenen SPN ist bei der Beurteilung von Befunden ein häufiger Fehler.

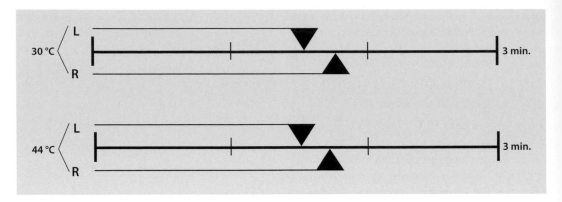

□ Abb. 6.1 Schema von Fitzgerald und Hallpike zur Dokumentation der Dauer der Nystagmusschläge

6.6.4 Dokumentation

Graphische Darstellung

Es wurden verschiedene graphische Darstellungen entwickelt, die die Ergebnisse in sehr unterschiedlicher Art und Weise dokumentieren. Für die Aufzeichnung vestibulärer Reaktionen sollte sich jeder Untersucher das für ihn zweckmäßigste Schema aussuchen, damit man die Ergebnisse am besten interpretieren kann. Auch ermöglicht die Computertechnik verschiedene Auswertungsformen, welche sich z. T. wahlweise austauschen lassen. Nachfolgend eine Auswahl der wichtigsten Schemata:

- Schema von Fitzgerald und Hallpike: Auf einer Zeitskala werden jeweils für die rechte und die linke Seite die Frequenz für die Warm- und die Kaltkalorisation eingetragen, sodass eine SD oder RÜ beurteilt werden kann. Da es sich nicht um ein computergestütztes Auswertungsverfahren handelt, muss ein eventueller SPN noch berücksichtigt werden (□ Abb. 6.1).
- Schmetterlingsschema (Frequenzliniendiagramm) nach Claussen: Die Frequenz wird für Warm- und Kaltkalorisation seitengetrennt in einem Koordinatensystem in Form eines Schmetterlings eingetragen. Dazu wird die Frequenz der einzelnen vier Reizungen auf vertikalen, lateral angeordneten Skalen aufgetragen und mit dem Nullpunkt verbunden (Abszisse: Zeit, Ordinate: Frequenz). Später erfolgte die Darstellung rechnergestützt automatisch (□ Abb. 6.2). Die Normalbereiche, in welchen ca. 92 % der Normalbefunde liegen, sind

grau markiert. Ca. 4 % der gesunden Patienten produzieren damit Werte oberhalb oder unterhalb des Bereiches. Die »Flügel« können auch nebeneinander angeordnet werden (Frequenz wird auf der Abszisse aufgetragen).
- Frequenzkalorigramm nach Haid: Im Gegensatz zum Schmetterlingsschema werden die Ergebnisse auf der Abszisse und nicht auf der Ordinate aufgetragen (□ Abb. 6.3).
- Schemata nach Mulch und Scherer für SD und RÜ: Diagrammähnliches Schema zur Darstellung der SD mit der Summe der Reizantwort des rechten und des linken Ohrs (Ordinate und Abszisse), wobei Perzentilen die Streubreite der Ergebnisse gesunder Personen markieren. Analog erfolgt die Darstellung des RÜ mit der Summe der Rechts- und der Linksnystagmen (Ordinate und Abszisse), jedoch ohne Perzentilen.
- »Pods« (»peapods«), GLP-Diagramm (Kulminations-GLP): Die CNG ermöglicht die Darstellung der Geschwindigkeit für jede kalorische Spülung. Auf der Abszisse wird die Zeit in Sekunden und auf der Ordinate die Geschwindigkeit in °/s dargestellt. Im Diagramm wird die GLP eines einzelnen Nystagmus als schwarzer Punkt abgebildet. Die Geschwindigkeitswerte von jeweils 30 Sekunden werden gemittelt (»movingaverage«) und als durchgezogene Linie dargestellt. Diese Mittelwertkurve beginnt erst 15 s nach dem Start der Messung und endet 15 s vor dem Ende. Die Kurve steigt bei Gleichgewichtsgesunden zunächst

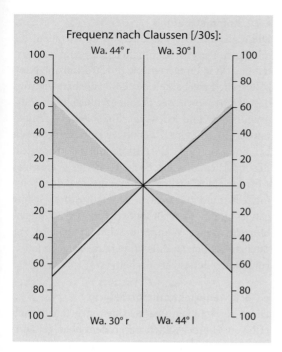

Abb. 6.2 Schmetterlingsschema (Frequenzliniendiagramm) nach Claussen

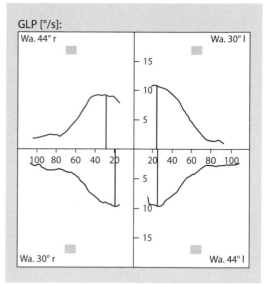

Abb. 6.4 Pods (pea pods), GLP-Diagramm (Kulminations-GLP)

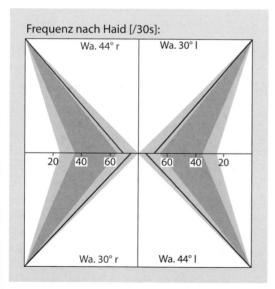

Abb. 6.3 Frequenzkalorigramm nach Haid

an und fällt dann wieder ab. Die entsprechenden Punkte bilden bei Normalpersonen eine glockenförmige Kurve. Die Geschwindigkeitsprofile der Warm- und Kaltreizung sind entgegengesetzt, wobei die Ergebnisse für die rechte und die linke Seite seitengetrennt dargestellt werden. Dieser Kurvenverlauf ähnelt bei Normalpersonen einer Bohnenschote (»pod«) (**Abb. 6.4**).

— Diagramm der GA bzw. Amplitudensumme: Es werden die Amplituden der einzelnen Nystagmusschläge addiert und das Diagramm stellt diese Summe in Abhängigkeit von der Zeit dar. Wie im Frequenzdiagramm werden die vier Reizungen je in einem Quadranten dargestellt. Der Kurvenverlauf ist in der Regel sigmoidal. Bei Gleichgewichtsgesunden ist der Kurvenverlauf sigmoidal mit einer Abflachung zu den seitlichen Rändern, d. h. dem Ende des Aufzeichnungszeitraumes (**Abb. 6.5**). Eine »Stufe« in der Kurve der GA dokumentiert eine vorhandene Fixationssuppression.

> Die Übertragung der Messdaten in ein Befundschema dient dem leichten und schnellen Erkennen der einzelnen Schadenstypen auf einem Blick.

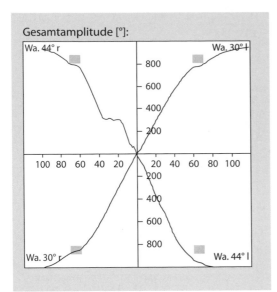

Gesamtamplitude [°]:

Wa. 44° r

Wa. 30° l

800
600
400
200

100 80 60 40 20 / 20 40 60 80 100

200
400
600
800

Wa. 30° r

Wa. 44° l

🗅 **Abb. 6.5**   Diagramm der GA bzw. Amplitudensumme

Befunddokumentation

Für die Zusammenfassung und Übermittlung der Befunde ist jedoch weniger die graphische Form, sondern vorzugsweise eine verbale oder die numerische Befunddokumentation geeignet. Die Untersuchungsergebnisse können in unterschiedlich ausführlicher Form, z. B. als Kurzbefund, für eine Epikrise oder ein wissenschaftliches Gutachten dokumentiert werden. Je nach Präferenzen kann das verbal in Stichpunkten bzw. Sätzen oder auch tabellarisch deskriptiv erfolgen. Dem nicht so erfahrenen Kollegen sollte eine Zusammenfassung übermittelt werden (evtl. mit den prozentualen SD- und RÜ-Werten), dem erfahrenen auch die Zahlwerte. Im Folgenden werden drei Varianten vorgestellt.

▪ 1. Kurzbefund

Der Kurzbefund sollte vor allem folgende Angaben enthalten: SPN ja/nein, Erregbarkeit ja/nein, Symmetrie/Asymmetrie, RÜ ja/nein, atypische Befunde ja/nein. Der übermittelnde Kollege sollte dann aber über die angegebenen Parameter bzw. die Normwerte informiert sein: z. B. ab welcher Frequenz ein SPN als »ja« bezeichnet wird.

▪ 2. Komplettbefund

Diese ausführliche Variante könnte vor allem die folgenden Parameter enthalten: Richtung des Nystagmus, Nystagmusfrequenz pro 30 s, Reizmedium, kalorische Erregbarkeit der GLP (normal, vermindert, keine) sowie der Frequenz hinsichtlich Ausprägung, SD und RÜ. Weiterhin sollte ein Temperatureffekt und eine Über- oder Untererregbarkeit bei einer der vier Kalorisationen erwähnt werden. Besonderheiten, wie z. B. die vorherige Gabe eines Antivertiginosum, der Gehörgangs- und der Trommelfellbefund (Otorrhoe, Verengung des Gehörganges) und andere Besonderheiten (z. B. Augenblinzeln, starke Wimperntusche) erleichtern zusätzlich das Verständnis. Eine kurze Interpretation rundet den Befund ab.

▪ 3. Erweiterter Komplettbefund

Diese Variante kann verbal oder auch tabellarisch erfolgen. Hierbei sollten neben dem oben genannten Komplettbefund auch der Grad der GLP vor allem beim SPN und die Prozentwerte der SD und des RÜ bei SPN und bei abgezogenem SPN sowie die Werte in der Kulminationsphase angegeben werden.

6.7   Sonderuntersuchungen

6.7.1   Gravitationsabhängige Analyse (»Wendetest«)

Die gravitationsabhängige Analyse der Bogengänge bzw. der kalorische Wendetest stellt als dynamisches Verfahren eine praktisch relevante Erweiterung der thermischen Prüfung dar. Es wird angenommen, dass mit dem Wendetest eine seitengetrennte Aussage zur Utrikulusfunktion gemacht werden kann. Bei dieser einfach durchzuführenden Methode wird der Patient aus der Optimumposition (in Rückenlage, 30°-Oberkörperhochlage, Blick nach oben, Supination) nach der Kulminationsphase in die entgegengesetzte Position gebracht (Blick nach unten bzw. Bauchlage, 30°-Oberkörpertieflage, Pronation). Eine thermische Erregbarkeit muss vorhanden sein, da der Test sonst nicht funktioniert. Beim Gesunden kommt es beim Umlagern zu einer Umkehr des kalorischen Nystagmus. Pathologisch ist eine fehlende Richtungsumkehr. Drei mögliche Antworten sind in der Praxis möglich (vgl. ▶ Abschn. 7.2.2):

- Umkehr des kalorischen Nystagmus nach der Umlagerung (normal)
- Fehlende Richtungsumkehr
- Kein thermischer Nystagmus

Es wird empfohlen, bei dem Test sowohl die Warm-(44 °C) als auch die die Kaltreizung (30 °C oder 20 °C) zu untersuchen.

Bevor der Wendetest durchgeführt wird, muss natürlich erst eine »normale« Überprüfung erfolgen. Da maximal nur 6 Reizungen hintereinander zu empfehlen sind, sollten die Untersuchungen an zwei verschiedenen Tagen durchgeführt werden.

Es wird postuliert, dass mit dem Wendetest eine schwerkraftabhängige Aussage über die Endolymphströmung gemacht werden kann und dass der Utrikulus in die Reflexantwort integriert sein könnte.

6.7.2 Einzelwiederholungskalorisation

Wenn bei einer Reizung auf einer Seite ein atypisches Ergebnis in Form einer ausgeprägten Unter- oder Überfunktion nachweisbar ist, dann kann unmittelbar nach der vierten Kalorisation eine nochmalige Überprüfung der entsprechenden Reizung erfolgen. Eine signifikante Unterfunktion ist meistens auf eine fehlerhafte oder unzureichende Spülung zurückzuführen. Wenn eine Spülung signifikant größer als die anderen drei ist, dann handelt es sich meist um die erste Reizung. Die erhöhte Reaktion kann auf einen Schmerzreiz oder Angstreaktion bzw. erhöhte Aufmerksamkeit zurückgeführt werden.

Sollte das Ergebnis der 5. Reizung wieder identisch wie bei der Vorreizung sein, d. h. es ist wieder eine Unterfunktion oder eine Überfunktion nachweisbar, dann sollte noch die andere thermische Reizung derselben Seite als 6. Reizung wiederholt werden, um ggf. eine Über- oder Unterfunktion der betreffenden Seite nachzuweisen.

Eine weitere Spülung ist nicht sinnvoll, da nur maximal 6 Reizungen hintereinander erfolgen sollten. Durch die Einzelwiederholungskalorisation kann eine nochmalige komplette thermische Prüfung mit vier Reizen an einem anderen Tag und damit Zeit eingespart werden.

6.8 Vor- und Nachteile der kalorischen Prüfung

Vorteile:
- Weit verbreitet, etabliert
- Einfache Technik, notfalls auch am Krankenbett ohne technischen Aufwand durchführbar (mit Spritze, Thermometer, Frenzel-Brille usw.)
- Ohren sind leicht zu reizen
- Einfache quantitative Registrierung
- Jedes Ohr kann individuell mit zwei unterschiedlichen Reizen stimuliert werden

Nachteile:
- Unphysiologischer Reiz im Gegensatz zum KIT oder Drehprüfung
- Nur einer von 5 Rezeptoren wird untersucht
- Nur ein sehr niedriger Frequenzbereich des VOR wird erfasst
- Unangenehm für den Patienten (kann Übelkeit hervorrufen)
- Zeitaufwändig
- In Akutphase einer Schwindelerkrankung nur bedingt durchführbar
- Nicht möglich unmittelbar postoperativ nach Mittelohroperationen (bei tamponiertem Ohr)
- Stimulus ist von verschiedenen Faktoren der Reizapplikation abhängig (Gehörgangsweite, Beschaffenheit des Os temporale, Änderungen in der Durchblutung)

6

Literatur

Aust G (2003) Die kalorische Prüfung. In: Haid CT (Hrsg) Schwindel aus interdisziplinärer Sicht. Thieme, Stuttgart, S 67–73

Claussen CF, von Lührmann M (1976) Das Elektronystagmogramm und die neurootologische Kennliniendiagnostik. Hinweise für die praktische Untersuchung und Therapie von Schwindelkranken. edition m+ p, Hamburg

Ernst A, Basta D (2012) Gleichgewichtsstörungen: Diagnostik und Therapie beim Leitsymptom Schwindel. Thieme, Stuttgart

Feldmann H, Alberty J, Brusis T, Deitmer T, Hüttenbrink K-B, Stoll W (2012) Gutachterliche Untersuchung. In: Feldmann H, Brusis T (Hrsg) Das Gutachten des Hals-Nasen-Ohren-Arztes. Thieme, Stuttgart, S 122–154

Feldmann H, Hüttenbrink KB, Delank KW (1991) Wärmestrahlung – ein wesentlicher Faktor des Wärmetransportes bei der kalorischen Vestibularisprüfung? Neue experimentelle Erkenntnisse. Laryngorhinootologie 70:521–531.

Fetter M (2010) Caloric testing: background, technique, and interpretation. In: Eggers SDZ, Zee DS (Hrsg) Vertigo and imbalance: clinical neurophysiology of the vestibular system. Elsevier, Amsterdam, S 135–140

Fitzgerald G, Hallpike CS (1942) Studies in human vestibular function. 1: Observations on directional preponderance (»Nystagmusbereitschaft«) of caloric nystagmus resulting from cerebral lesions. Brain 62 (part 2):115–137

Haid CT (1990) Vestibularisprüfung und vestibuläre Erkrankungen. Springer, Berlin Heidelberg

Jacobson GP, Newman CW (1997) Background and technique of caloric testing. In: Jacobson GP, Newman CW, Kartush JM (Hrsg) Handbook of balance function testing. Singular, San Diego, S 156–192

Jacobson GP, Newman CW, Peterson EL (1997) Interpretation and usefulness of caloric testing. In: Jacobson GP, Newman CW, Kartush JM (Hrsg) Handbook of balance function testing. Singular, San Diego, S 193–233

McCaslin DL (2013) Electronystagmography and videonystagmography ENG/VNG. Plural, San Diego

Mulch G, Scherer H (1980) Methoden zur Untersuchen des vestibulären Systems (Teil II). Thermische Prüfung. HNO-Informationen 5:7–16

Pau HW, Fichelmann J, Wild W (1999) Thermographischer Nachweis der Wärmestrahlung bei der kalorischen Vestibularisprüfung. Laryngorhinootologie 78:217–221.

Pau HW, Limberg W (1988) Die Bedeutung von schleichenden Strömungen für die kalorische Erregbarkeit der Gleichgewichtsorgane in Schwerelosigkeit. Laryngol Rhinol Otol (Stuttg) 67:616–620.

Plontke SK, Walther LE (2014) Differenzialdiagnose »Schwindel«. Laryngorhinootologie 93:543–571

Scherer H (1984) Die thermische Reaktion in der Schwerelosigkeit des Weltalls. Betrachtungen zur Theorie Robert Báránys. Arch Otorhinolaryngol Suppl 2:1–16.

Scherer H (1994) Untersuchungsmethoden am vestibulären System. In: Naumann HH, Helms J, Herberhold C, Kastenbauer E (Hrsg) Oto-Rhino-Laryngologie in Klinik und Praxis, Bd 1. Thieme, Stuttgart, S 366–427

Scherer H (1997) Das Gleichgewicht, 2. Aufl. Springer, Berlin Heidelberg

Scherer H (2003) Die thermische Prüfung der Gleichgewichtsorgane. In: Haid CT (Hrsg) Schwindel aus interdisziplinärer Sicht. Thieme, Stuttgart, S 74–77

Schmäl F, Lübben B, Weiberg K, Stoll W (2005) The minimal ice water caloric test compared with established vestibular caloric test procedures. J Vestib Res 15:215–224

Stoll W, Most E, Tegenthoff M (Hrsg) (2004) Schwindel und Gleichgewichtsstörungen. Diagnostik, Klinik, Therapie, Begutachtung. Ein interdisziplinärer Leitfaden für die Praxis, 4. Aufl. Thieme, Stuttgart

Waldfahrer F (2011) Repetitorium Neurotologie. In: Iro H, Waldfahrer F (Hrsg) Vertigo – Kontroverses und Bewährtes. Springer, Wien, S 207–244

Walther LE, Asenov DR, Di Martino E (2011) Caloric stimulation with near infrared radiation does not induce paradoxical nystagmus. Acta Otorhinolaryngol Ital 31:90–95.

Walther LE, Hörmann K (2011) Diagnostik und Therapie der vestibulären Rezeptorfunktion – Aktuelle Aspekte aus der HNO-Heilkunde. Nervenheilkunde 30:670–676

Walther LE, Hörmann K, Bloching M, Blödow A (2012) Rezeptorfunktion der Bogengänge: Teil 1: Anatomie, Physiologie, Diagnostik und Normalbefunde. HNO 60:75–87

Westhofen M (1987) Ballonmethode und Wasserspülung zur thermischen Vestibularisprüfung. Elektronystagmografischer Vergleich beider Methoden. Laryngol Rhinol Otol (Stuttg) 66:424–427.

Westhofen M (Hrsg) (2001) Vestibuläre Untersuchungsmethoden. PVV, Ratingen

Westhofen M (2008) Der kalorische Wendetest. In: Scherer H (Hrsg) Der Gleichgewichtssinn. Neues aus Forschung und Klinik – 6. Hennig Symposium. Springer, Wien, S 25–36

Thermische Prüfung: Befunde

Michael Reiß, Gilfe Reiß

M. Reiß, G. Reiß, *Gleichgewichtsdiagnostik,*
DOI 10.1007/978-3-662-45325-4_7, © Springer-Verlag Berlin Heidelberg 2015

7.1 »Klassische« Befunde der thermischen Prüfung

Die »klassischen« Befunde umfassen neben den Normalbefunden verschiedene pathologische Befunde. Dazu gehören vor allem die Befundkonstellationen einseitige Störung bzw. Seitendifferenz (SD), beidseitige Störung und Richtungsüberwiegen (RÜ). Die beiden zuerst genannten Befundkonstellationen kann man meist definierten Krankheitsbildern zuordnen, wohingegen das RÜ auf eine Vielfalt von peripher- und zentral-vestibulären Krankheitsbildern hindeutet.

7.1.1 Normalbefunde

Die Ergebnisse der kalorischen Prüfung in Form von Frequenz, Geschwindigkeit der langsamen Phase (GLP) und Gesamtamplitude (GA) werden jeweils in Vier-Quadranten-Diagramme eingetragen. ◻ Abb. 7.1 zeigt einen Normalbefund bei einer Gleichgewichtsgesunden mit den vier Einzelkalorisationen. Die Darstellung bietet einen raschen Überblick über einen evtl. Spontannystagmus (SPN), das Ausmaß der thermischen Reaktion, die Befundkonstellationen sowie auch einen Vergleich mit Normalpersonen anhand der Perzentilen. Die numerischen Angaben derselben Patientin sind in ◻ Abb. 7.1 zusammengefasst.

Da die Reizung nicht physiologisch ist und viele Faktoren bei der Applikation und der Weiterleitung beteiligt sind, ist die Streubreite der Befunde inter- und auch intraindividuell sehr groß. Eine seitengleiche Reaktion ist auch beim Gesunden oft nicht die Regel (◻ Tab. 7.1).

Eine Kalorisation mit Luft ist ebenfalls möglich. Nachteilig ist vor allem die schlechtere Wärmekapazität als bei Wasser, was sich u. a. in geringeren Kulminationswerten niederschlagen kann (◻ Abb. 7.2).

7.1.2 Einseitige Störungen

Akute einseitige komplette Störung
Eine einseitige Un- oder Untererregbarkeit in der kalorischen Prüfung ist ein Hinweis für eine peripher-vestibuläre Schädigung auf dieser Seite mit Sitz im Gleichgewichtsorgan oder im inneren Gehörgang bzw. N. vestibularis superior. Zentrale Störungen, wie Hirnstamm- oder Kleinhirninfarkte, können eine fast identische Befundkonstellation wie periphere Störungen hervorrufen und das Bild einer peripheren Störung »imitieren«. Beachtet werden muss auch, dass sich die Bezeichnung »komplett« vorzugsweise auf den lateralen Bogengang und nicht auf das gesamte Gleichgewichtsorgan bezieht. Im Folgenden sollen aber die Begriffe »komplett« und »partiell« in Bezug auf den lateralen Bogengang trotzdem gebraucht werden. Auch sollte beachtet werden, dass mit der thermischen Prüfung nur eine Störung des N. vestibularis superior erfasst wird. Mit anderen Untersuchungen, wie vor allem mit dem vKIT und VEMPs, kann die Störung noch weiter spezifiziert werden (vgl. ▶ Abschn. 10.3.2).

Betrachtet man die Einzelkalorisationen, so kann eine Warmreizung auf der Gegenseite eine Verstärkung des SPN hervorrufen, oder es kann aufgrund der Ausreizung des Systems zu keiner Veränderung des SPN kommen. Bei Kaltreizung wird der SPN entsprechend in der Regel reduziert. Auf der erkrankten Seite ändert sich bei der Kalorisation der SPN dagegen nicht. Im GLP-Diagramm liegen die Kurven auf der betroffenen Seite »übereinander«, was für einen »kompletten« Ausfall spricht. In der Standarddarstellung (SPN nicht abgezogen) befinden sich die Kurven parallel zur Nulllinie (◻ Abb. 7.3). Wird der SPN (durch einen »einfachen« Mausklick) richtungsrichtig subtrahiert bzw. abgezogen, so liegen die Kurven auf der betroffenen Seite idealerweise auf der Nulllinie, während auf der gesunden Seite mindestens die Kaltreizung zu einem Normalbild führt (◻ Abb. 7.4). Wenn der Nystagmus durch den Warmreiz noch steigerbar sein sollte, so ist auch in diesem Fall eine normale Kurve erkennbar. Damit ist auch bei der Beurteilung des GLP-Diagramms der SPN zur einfacheren Beurteilung auch immer abzuziehen. Bei der GA liegen auf der erkrankten Seite die Kurven ebenfalls übereinander. Sie verlaufen jedoch nicht sigmoidal, sondern gerade, da der SPN durch die Spülungen nicht beeinflusst wird. Durch den SPN kommt es zu einem linearen Kurvenanstieg. Im Gegensatz zum GLP-Diagramm zeigt sich bei der GA keine Änderung zwischen der Standarddarstellung und der

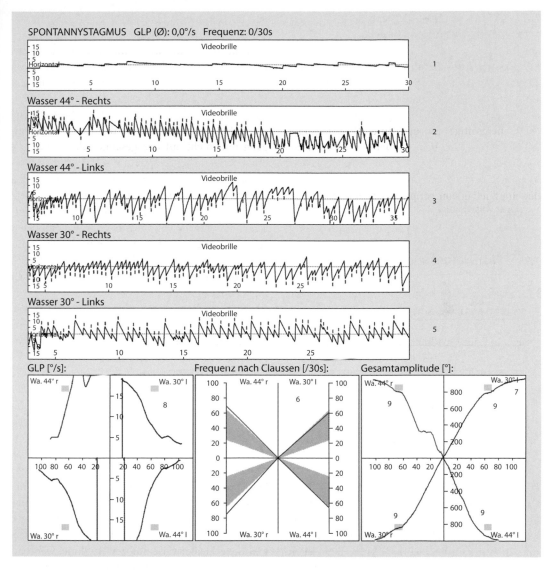

□ Abb. 7.1 Patientin mit Hörsturz links mit Tinnitus ohne Gleichgewichtsbeschwerden. Kalorische Prüfung (Computer-nystagmographie – CNG) mit Aufzeichnung von SPN (1), darunter Einzelkalorisationen mit Wasser (rechts 44 °C: Nystagmus nach rechts, links 44 °C: Nystagmus nach links, rechts 30 °C: Nystagmus nach links und links 30 °C: Nystagmus nach rechts) (2-5), Frequenz (Frequenzdiagramm nach Claussen) (6), Gesamtamplitude (GA) mit Abflachen der Kurve zu den seitlichen Rändern (7) sowie Winkelgeschwindigkeit (GLP) (8), Abnahme der Kurve zu den seitlichen Rändern: In diesem Fall Normalbefund – kein SPN und seitengleiche Erregung hinsichtlich GLP/GA und Frequenz. Vorhandene Fixationssuppression = »Stufe« (9)

Darstellung mit abgezogenem SPN, da hier nicht die Richtung berücksichtigt wird.

Das Frequenzdiagramm wird durch den SPN beeinflusst. So zeigt sich auf der Ausfallseite das Ergebnis des SPN und nicht der Erregung. Die Kurve der Kaltreizung kann daher durchaus im Normbe-reich liegen. Eine Reizung der gesunden Seite beeinflusst natürlich den SPN. Nach Abzug des SPN zeigt das Diagramm dann die relative Veränderung der Nystagmusfrequenz durch die Spülungen an, sodass erst dann der Befund eindeutig ist.

◘ Tab. 7.1 Numerische Angaben einschließlich Jongkees-Werte (SD und RÜ) bei einer Patientin ohne Gleichgewichtsbeschwerden (siehe auch ◘ Abb. 7.1)

	SPN	
	GLP (°/s)	Frequenz (/30 s)
SPN	0,0	0
44 °C rechts	24,2	69
44 °C links	−27,4	−66
30 °C rechts	−20,6	−75
30 °C links	19,3	60
Gesamtkulmination	91,5	270
SD (%)	−2,0	6,7
RÜ (%)	−4,9	−4,4

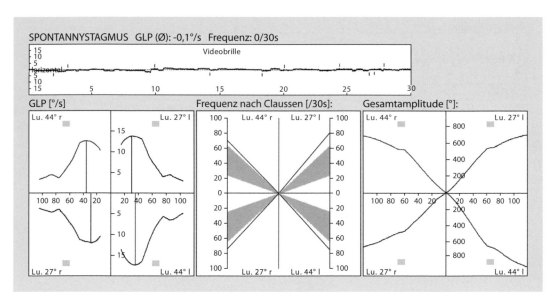

◘ Abb. 7.2   Patientin ebenfalls mit Hörsturz links mit Tinnitus ohne Gleichgewichtsbeschwerden. Kalorisation mit Luft
44 °C und 27 °C. SPN: keiner (f = 0/30 s, GLP im Durchschnitt −0,1°/s). GLP/GA: links etwas mehr als rechts (SD = −11,7%).
Vorhandene Fixationssuppression beiderseits. Frequenz: beiderseits symmetrische Erregbarkeit (SD = 8,1%). Gesamtkulmi-
nationswert der GLP beträgt 55,8 (dagegen z. B. Gesamtkulmination von Wasser 91,5, ◘ Abb. 7.1)

Hinsichtlich der Jongkees-Werte ist natürlich
die SD pathologisch, aber auch durch den SPN das
RÜ (◘ Tab. 7.2).

Akute einseitige partielle Störung

Wie beim kompletten Ausfall zeigt sich meistens ein
SPN zur Gegenseite, der aber in der Regel nicht so
heftig ist wie bei der kompletten Störung. Im GLP-

Diagramm zeigt sich eine Minder-, jedoch keine
Unerregbarkeit bzw. eine Resterregbarkeit, d. h. die
Kurven liegen nicht übereinander. Bei der GA ist auf
der erkrankten Seite wiederum ein Anstieg der Kurven zu erkennen, wobei beide Kurven zunehmend
divergieren und auch nicht übereinanderliegen. Im
Frequenzdiagramm ist auch hier erst nach Abzug
des SPN das Ergebnis eindeutig, da es auch zu einer

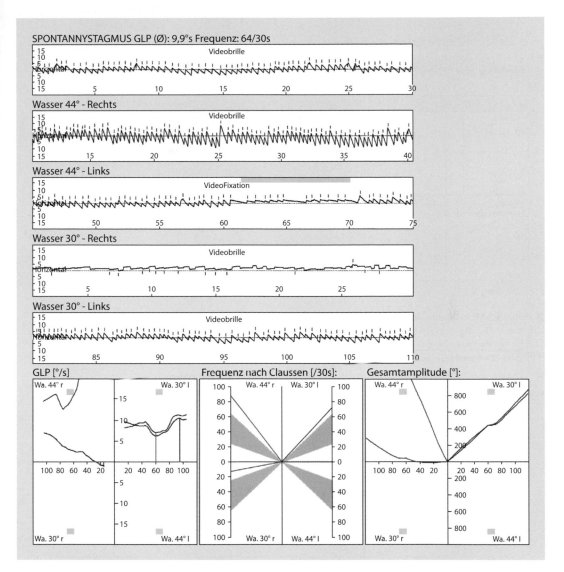

■ **Abb. 7.3** Patientin mit akuter Neuritis vestibularis links. Standarddarstellung (SPN nicht abgezogen). SPN: grobschlägig nach rechts (f=64/30 s, GLP im Durchschnitt 9,9°/s). Erregung mit Wasser. Einzelkalorisationen mit Wasser (rechts 44 °C: Zunahme des SPN, links 44 °C: keine Änderung, rechts 30 °C: deutliche Reduktion bzw. Umkehr des SPN – jetzt wenige Schläge nach links – links 30 °C: keine Änderung). SPN nicht abgezogen. GLP/GA: links keine Erregbarkeit. Die Kurven liegen übereinander (SD=78,6%) mit scheinbarem RÜ (=136,3%). Die GLP-Kurve befindet sich oberhalb der Nulllinie bzw. Abszisse. Vorhandene Fixationssuppression links. Frequenz: links gegenüber rechts verminderte Erregbarkeit (SD=69,7%) mit scheinbarem RÜ (=168,9%)

Beeinflussung durch den SPN kommt (■ Abb. 7.5). Auf der Ausfallseite zeigt sich nicht nur das Ergebnis der Erregung, sondern eine Summe aus Erregung und SPN. Bei den Jongkees-Werten ist wiederum nicht nur die SD pathologisch, sondern auch das RÜ.

Bei Patienten, bei denen zwar hinsichtlich der GLP eine pathologische SD nachweisbar ist, dagegen hinsichtlich der Frequenz nur eine geringe SD, kann es bei dem Abzug des SPN zu einem RÜ der Frequenz kommen (■ Abb. 7.6).

SPONTANNYSTAGMUS GLP (Ø): 9,9°s Frequenz: 64/30s

◼ Abb. 7.4   Akute Neuritis vestibularis links (dieselbe Patientin bzw. dieselbe Untersuchung wie ◼ Abb. 7.3). SPN abgezogen. GLP/GA: links keine Erregbarkeit. Die Kurven liegen übereinander (SD=78,6%) jetzt ohne RÜ (= 16,5%). Die GLP-Kurven der linken Seite befinden sich auf der Nulllinie bzw. Abszisse. Frequenz: links keine Erregbarkeit (SD=69,7%). Noch RÜ nach links (RÜ = −46,2%)

◼ Tab. 7.2   Numerische Angaben einschließlich Jongkees-Werte (SD und RÜ) bei einer Patientin mit akutem einseitigen peripheren Vestibularisausfall (◼ Abb. 7.3 und ◼ Abb. 7.4). Wenn man den SPN abzieht, ändert sich nur der Wert des RÜ, dagegen nicht der der SD

| | SPN nicht abgezogen | | SPN abgezogen | |
	GLP (°/s)	Frequenz (/30 s)	GLP (°/s)	Frequenz (/30 s)
SPN	9,9	64	9,9	64
44 °C rechts	28,4	88	18,5	24
44 °C links	7,0	54	−2,9	−10
30 °C rechts	−1,0	−13	−10,9	−77
30 °C links	10,5	72	0,7	8
Jongkees-Werte				
SD (%)	78,6	69,7	78,6	69,7
RÜ (%)	136,3	168,9	16,5	−46,2

❶ Cave

Bei einer Mindererregbarkeit einer Seite mit einem SPN kann sich im Frequenzdiagramm ein sogenanntes RÜ zeigen. Bei der Beurteilung der Labyrinthfunktion ist aber immer die GLP maßgebend.

Alte einseitige Vestibularisstörung

Als typisches Zeichen zeigen Patienten mit einer alten bzw. zurückliegenden Vestibularisstörung keinen nennenswerten SPN. Im GLP-Diagramm und hinsichtlich der GA findet sich sowohl bei der Kalt-

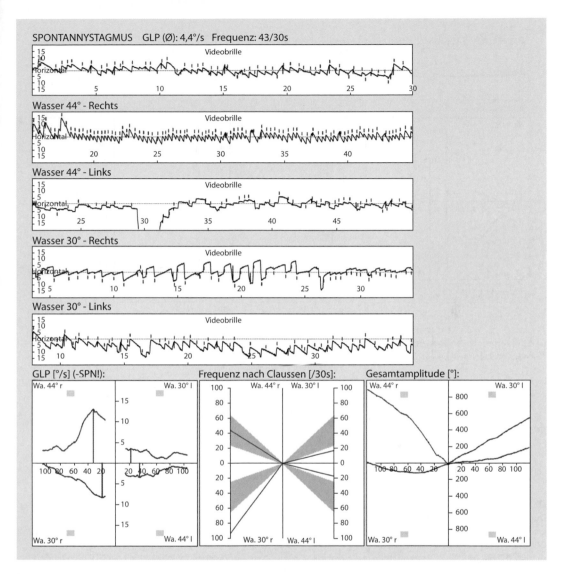

Abb. 7.5 Patient mit »partieller« Neuritis vestibularis links. SPN: feinschlägig nach rechts (f = 43/30 s, GLP im Durchschnitt 4,4°/s). Erregung mit Wasser. Einzelkalorisationen mit Wasser (rechts 44°: Zunahme des SPN, links 44 °C: links Abnahme des SPN, rechts 30 °C: deutliche Umkehr des SPN und links 30 °C: geringe Zunahme). SPN abgezogen. GLP/GA: links gegenüber rechts verminderte Erregbarkeit (SD = 50,9%). Frequenz: links gegenüber rechts verminderte Erregbarkeit (SD = 60,2%). Hinsichtlich GLP RÜ = 17,0% und hinsichtlich Frequenz RÜ = −28,7%

als auch bei der Warmreizung keine Erregung, sodass die Kurven auf der Nulllinie liegen. Dasselbe gilt für das Frequenzdiagramm (**Abb. 7.7**). Hinsichtlich der Jongkees-Werte ist die SD pathologisch und das RÜ normal.

Differenzialdiagnostisch müssen die folgenden Krankheitsbilder in Erwägung gezogen werden:
— (fortgeschrittener) einseitiger Morbus Menière
— Vestibularisschwannom
— rezidivierende Hörstürze

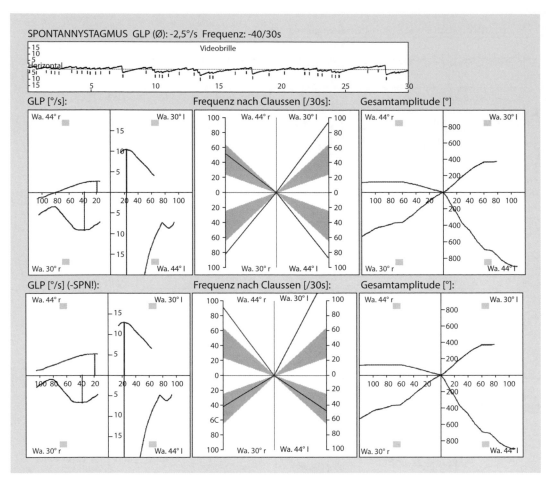

◘ Abb. 7.6   Patient mit »partiellem« Vestibularisausfall links. SPN (oben): feinschlägig nach links (f = −40/30 s, GLP im Durchschnitt −2,5°/s). Erregung mit Wasser. SPN nicht abgezogen (Mitte): GLP/GA: rechts gegenüber links verminderte Erregbarkeit (SD = −53,2%). Frequenz: rechts gegenüber links wenig verminderte Erregbarkeit (SD = −14,6%). Hinsichtlich GLP RÜ = −48,7% und hinsichtlich Frequenz RÜ = −7,6%. SPN abgezogen (unten): hinsichtlich GLP RÜ = −29,9% und hinsichtlich Frequenz RÜ = 43,3%. Hinsichtlich Frequenz zeigt sich jetzt ein RÜ, wohingegen hinsichtlich der GLP unverändert eine SD besteht

Akute Labyrinthitis

Eine Labyrinthitis bzw. eine Entzündung des Gleichgewichtsorgans kann verschiedene Ursachen haben: Otitis media acuta oder chronica, virale oder bakterielle Entzündungen sowie Traumata. In Abhängigkeit von Ursache und Schweregrad kann es zu einem Hörverlust bis zur Taubheit mit Tinnitus kommen. Die Schwindelbeschwerden können vom Lageschwindel bis zu heftigem Dauerdrehschwindel reichen. Bei der akuten Labyrinthitis kommt es zu einer Labyrinthreizung, welche in der Regel durch einen Nystagmus in das erkrankte Ohr (Reiznystagmus) gekennzeichnet ist (◘ Abb. 7.8).

7.1.3   Beidseitige Vestibularisstörung (bilaterale Vestibulopathie)

Liegt ein kompletter Ausfall auf beiden Seiten zur gleichen Zeit vor, so besteht kein SPN und auch kein Lage- oder Lagerungsnystagmus. Wenn der komplette Ausfall nicht auf beiden Seiten gleich-

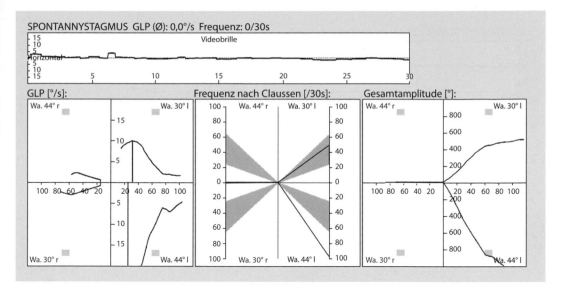

Abb. 7.7 Patient mit einer zurückliegenden Neuritis vestibularis rechts. SPN: Keiner (f = 0/30 s). Erregung mit Wasser. GLP/GA: rechts keine Erregbarkeit (SD=−108,8%). Frequenz: rechts keine Erregbarkeit (SD = −104,2%)

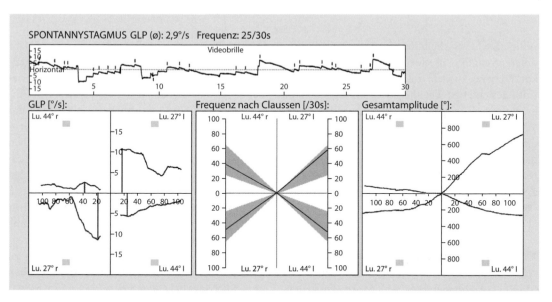

Abb. 7.8 Akute Labyrinthitis rechts bei Bogengangfistel infolge eines Cholesteatom. Erregung mit Luft (44 °C und 27 °C). SPN ist nicht abgezogen. SPN: Schläge nach rechts (f = 25/30 s, GLP im Durchschnitt 2,9°/s) i. S. eines Reiznystagmus. GLP/GA: bei Warmprüfung rechts deutlich vermindert (SD = −8,2%). Frequenz: geringe Untererregbarkeit rechts (SD = −11,2%). Bei Warmreizung rechts Abkühleffekt infolge feuchter Gehörgangsverhältnisse (Kulminationswert 2,5°/s) (vgl. **Abb. 7.32, ▶** Abschn. 7.2.4 »Probleme bei der Luftkalorisation«). Dieser Abkühleffekt muss bei der Beurteilung der SD beachtet werden

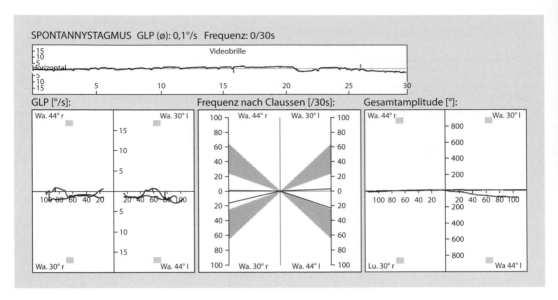

◘ Abb. 7.9 Beidseitiger Labyrinthausfall. SPN: Keiner (f = 0/30 s, GLP im Durchschnitt 0,1°/s). Erregung mit Wasser. GLP/ GA: keine Erregbarkeit bzw. Übereinliegen der Kurven SD = 5,3, RÜ = −42,4. Frequenz: bei 30 °C rechts und 44 °C links minimale Erregbarkeit (f = −16/30 s bzw. −23/30 s), dagegen 44 °C rechts 1/30 s und 30 °C links 3/30 s. GLP-Kulmination: 44 °C rechts – 0,9°/s, 30 °C rechts – 2,1°/s, links 44 °C – 2,0 und links 30° – 0,8°/s. SD = −20,9 und RÜ = −81,4)

zeitig auftritt, erscheint durch die zentrale Tonusdifferenz ein SPN (Bechterew-Nystagmus), welcher kontralateral zu dem zuletzt ausgefallenen Labyrinth gerichtet ist. Die thermische Erregbarkeit ist beidseits vermindert oder nicht nachweisbar. In der VNG zeigt sich bei einer Tonussymmetrie kein SPN und hinsichtlich der GLP, GA sowie der Frequenz liegen die Werte praktisch übereinander auf der Nulllinie (◘ Abb. 7.9). Liegt dagegen eine Tonusasymmetrie vor, so kann sich auch ein SPN zeigen (◘ Abb. 7.10).

7.1.4 Richtungsüberwiegen (RÜ)

Ein RÜ (»preponderance«, Kalt-Warm-Dissoziation) liegt dann vor, wenn die Nystagmusausschläge entweder nach rechts oder nach links in der kalorischen Prüfung überwiegen (z. B. bei der Warmspülung auf der einen Seite und bei der Kaltspülung auf der anderen Seite). Nach der einseitigen Gleichgewichtsstörung ist das RÜ die zweithäufigste Störung.

Das Phänomen des RÜ wurde bereits im Jahr 1923 von de Barenne und de Kleyn bei experimentellen Untersuchungen an Kaninchen beschrieben. Die Autoren beobachteten, dass es nach Entfernung einer Hirnhemisphäre zu einem RÜ der schnellen Komponente kommt, die zu der entfernten Hirnhälfte gerichtet ist. Die ersten klinischen Untersuchungen, die sich mit dem RÜ beschäftigten, berücksichtigten Patienten mit kortikalen Schäden.

Ein RÜ der kalorisch erzeugten Nystagmen tritt meistens bei einem SPN auf. Sind beide Labyrinthe thermisch mehr oder weniger symmetrisch erregbar und liegt ein SPN vor, so kann es oftmals zu einem RÜ kommen. Andererseits kann auch selten ohne SPN oder bei einem nur sehr geringen SPN (f > 20/30 s) ein RÜ auftreten. In diesem Fall wird das RÜ auch als »gain asymmetry« bezeichnet.

Das RÜ kann sowohl peripher- als auch zentralvestibulär ausgelöst werden. Ein RÜ kann auch bei Gesunden auftreten. Erst mit anderen pathologischen Vestibularisbefunden bekommt das RÜ eine prognostische Bedeutung.

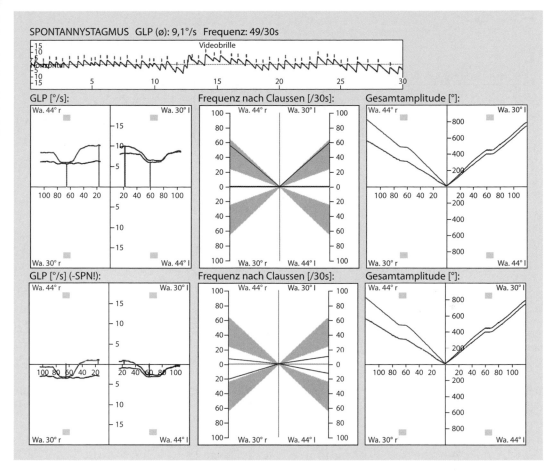

☐ **Abb. 7.10** Beidseitiger Labyrinthausfall. SPN: Nystagmus nach rechts (f = 49/30 s, GLP im Durchschnitt 9,1°/s). Erregung mit Wasser. SPN ist nicht abgezogen (oben). Keine Erregbarkeit bzw. Übereinanderliegen der Kurven SD = 7,0, RÜ nach rechts = 361,8. Frequenz: SD = 9,8 und RÜ nach rechts (= 351,0). Nach Abzug des SPN (unten): RÜ-GLP = −58,2 und RÜ-Frequenz = −33,3. Beiderseits liegen die Kurven übereinander bzw. beiderseits besteht keine Erregung

Ein Charakteristikum einer zentral-vestibulären Störung ist die fehlende Fixationssuppression. Ist sie bei einem RÜ vorhanden und zeigt sich kein qualitativ pathologischer SPN, so ist in Zusammenschau der Befunde eine nicht-zentral-vestibuläre Störung möglich.

Man kann deskriptiv die drei folgenden Formen unterscheiden:

— RÜ hinsichtlich der Frequenz
— RÜ hinsichtlich der GLP
— RÜ kombiniert hinsichtlich der Frequenz und der GLP

Weitere Kombinationen z. B. infolge einer SD können ebenfalls auftreten, sodass man insgesamt eine Vielzahl an Befundkonstellationen beobachten kann.

Richtungsüberwiegen (RÜ) hinsichtlich der Frequenz

Ein RÜ hinsichtlich der Frequenz ist meistens erst erkennbar, wenn man den SPN subtrahiert (☐ Abb. 7.11). Das RÜ ist dann entgegengesetzt zu dem SPN, d. h. z. B. SPN nach rechts und RÜ nach links.

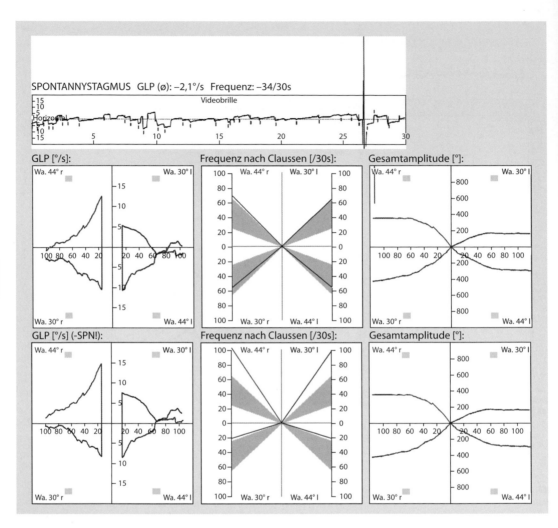

◘ Abb. 7.11   Patientin mit Schwindel infolge arteriosklerotischer Enzephalopathie. SPN: Unregelmäßige Schläge nach links (f = –34/30 s, GLP im Durchschnitt –2,1°/s). Erregung mit Wasser. SPN ist nicht abgezogen (oben). GLP/GA: beiderseits rechts mehr als links erregbar (SD = 17,9%) und kein RÜ (= 8,5%). In der GA-Kurve beiderseits keine Fixationssuppression vorhanden. Frequenz: beiderseits symmetrische Erregung (SD = 2,1%) und kein RÜ (= 8,7%). SPN abgezogen (unten): hinsichtlich GLP leichtes RÜ nach rechts (= 13,3%) und hinsichtlich Frequenz RÜ nach rechts (= 65,1%). Vor allem hinsichtlich der Frequenz zeigt sich ein RÜ, weniger hinsichtlich der GLP. Hinsichtlich der GLP ist jedoch eine leichte SD nachweisbar

Richtungsüberwiegen (RÜ) hinsichtlich der Geschwindigkeit der langsamen Phase (GLP)

Ein RÜ hinsichtlich der GLP ist schon ohne Subtraktion des SPN erkennbar (◘ Abb. 7.12). Das RÜ weist dann im Gegensatz zu dem RÜ hinsichtlich der Frequenz in der Regel dieselbe Richtung wie der SPN auf, d. h. z. B. SPN nach rechts und RÜ

nach rechts. Das RÜ kann aber auch ohne vorhandenem SPN bzw. nach Rückbildung einer Störung nachweisbar sein (◘ Abb. 7.13). Bei der Befundbeurteilung ist auch hier die GLP gegenüber der Frequenz vordergründig zu berücksichtigen. Das RÜ muss auch hier nicht in jedem Fall pathologisch sein.

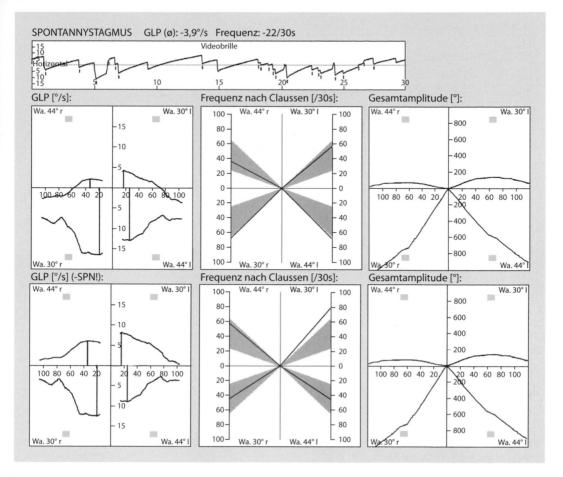

☐ Abb. 7.12 Patientin mit akuter zentral-vestibulärer Störung. SPN (oben): grobschlägig nach links (f = −22/30 s, GLP im Durchschnitt −3,9°/s). Erregung mit Wasser. SPN nicht abgezogen (Mitte): GLP/GA: annähernd symmetrische Erregbarkeit (SD = 4,1%). Frequenz: ebenfalls symmetrische Erregbarkeit (SD = −8,8%). Hinsichtlich GLP RÜ = −63,9% und hinsichtlich Frequenz RÜ = −18,6%. SPN abgezogen (unten). Hinsichtlich GLP RÜ = −19,9% und hinsichtlich Frequenz RÜ = 20,4%. Vor allem hinsichtlich der GLP zeigt sich ein RÜ, weniger hinsichtlich der Frequenz

Richtungsüberwiegen (RÜ) kombiniert hinsichtlich der Frequenz und der GLP

Ein RÜ kann sich sowohl hinsichtlich der Frequenz als auch hinsichtlich der GLP zeigen. Das RÜ hinsichtlich der Frequenz ist auch hier meist erst nach Subtraktion des SPN erkennbar (☐ Abb. 7.14).

7.1.5 Überreaktion

Eine gesteigerte kalorische Reaktion auf beiden Seiten (Übererregbarkeit, »hyperactive caloric response«, »hyperfunction«, Enthemmung auf bei-

den Seiten) ist vor allem bei dysrhythmischen oder kleinamplitudigen Nystagmen ein Hinweis für eine zentral-vestibuläre Störung. Auch bei dieser Form ist zu beachten, dass sie erst in Kombination mit anderen pathologischen Befunden als abnormal einzustufen ist, da sie auch bei gesunden Probanden auftreten kann (z. B. bei vegetativ labilen Patienten). Die Erregung ist seitengleich, aber die Ausschläge weisen eine überdurchschnittlich große Intensität auf. Es kann eine kalorische Über- oder Untererregbarkeit ein- oder beidseitig sowie auch bei Warm- oder Kaltreizung auftreten. Ein evtl. methodischer Fehler muss bei dieser vermehrten

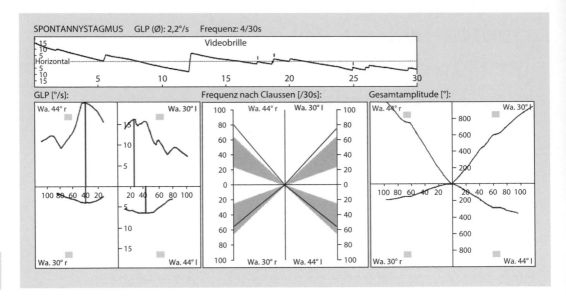

◘ Abb. 7.13   Patientin mit akuter zentral-vestibulärer Störung. SPN (oben): wenige kräftige Schläge (f = 4/30 s, GLP im Durchschnitt 2,2°/s). Erregung mit Wasser. GLP/GA: annähernd symmetrische Erregbarkeit (SD = 3,2%). Frequenz: ebenfalls symmetrische Erregbarkeit (SD = 2,3%). Hinsichtlich GLP RÜ = 55,6% und hinsichtlich Frequenz RÜ = 16,7%. Vor allem hinsichtlich der GLP zeigt sich ein RÜ, weniger hinsichtlich der GLP

oder verminderten Einzelreaktion durch die Wiederholung aller Spülungen ausgeschlossen werden (◘ Abb. 7.15). Die Übererregbarkeit kann so ausgeprägt sein, dass die Kurven nicht mehr im Diagramm abgebildet werden (◘ Abb. 7.16).

7.1.6   Sonstige Reaktionsformen

Weitere Reaktionsformen sind:
- Kalorische Inversion
- Kalorische Perversion

Unter einer kalorischen Inversion versteht man eine kalorische Reaktionsform, bei der der Nystagmus entgegengesetzt zu der erwartenden Richtung schlägt. Eine kalorische Inversion ist sehr selten (weniger als 5 von 10.000 Untersuchungen). Eine paradoxe Reaktion infolge einer Luftkalorik bei feuchter Pauke ist davon abzugrenzen (vgl. ► Abschn. 7.2.4, »Probleme bei der Luftkalorisation«). Bei einer kalorischen Perversion wird bei der Reizung des horizontalen Bogengangs ein vertikal schlagender Nystagmus generiert.

In ◘ Tab. 7.3 ist eine Auswahl der einzelnen Krankheitsbilder in Abhängigkeit verschiedener kalorischer Untersuchungsbefunde zusammengestellt.

7.2   Spezielle Befunde der thermischen Prüfung

7.2.1   Kalorisation mit zwei Spülungen

Monothermische Reizung: Kalorisation mit Warmreiz

Bei einer thermischen Prüfung müssen alle vier Spülungen durchgeführt werden, damit u. a. ein Richtungswechsel eines Nystagmus erzeugt wird. Bei eiligen Fragestellungen kann man die Warmspülung zuerst auf der rechten Seite und anschließend auf der linken Seite durchführen und notfalls auf die Kaltspülung verzichten, wenn bei Warmreiz beidseits eine normale Nystagmusreaktion mit symmetrischer Erregbarkeit und kein Spontan-, Lage- und Lagerungsnystagmus vorliegt

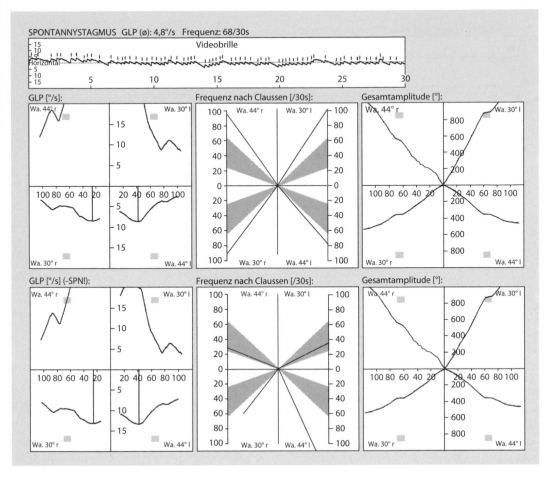

◘ Abb. 7.14 Patientin mit akuter zentral-vestibulärer Störung. SPN: regelmäßig und feinschlägig nach rechts (f = 68/30 s, GLP im Durchschnitt 4,8°/s). Erregung mit Wasser. SPN ist nicht abgezogen (Mitte): GLP/GA: rechts mehr als links erregbar (SD = 24,1%) und RÜ nach rechts (= 62,8%). In der GA-Kurve beiderseits Fixationssuppression nachweisbar. Frequenz: symmetrische Erregbarkeit (SD = 1,9%) und kein RÜ (= 7,9%). SPN abgezogen (unten). Hinsichtlich GLP weiterhin RÜ nach rechts (= 41,8%) und hinsichtlich Frequenz RÜ nach links (= −66,2%). Sowohl hinsichtlich der GLP (mit und nach Abzug des SPN) als auch der Frequenz (nach Abzug des SPN) zeigt sich ein RÜ

(◘ Abb. 7.17). Ebenso ist dieser Test bei Patienten zu empfehlen, die weitere Reizungen nicht mehr tolerieren. Auch daher sollte immer mit der Warmreizung begonnen werden. Es wurde der folgende Quotient zur Berechnung der monothermischen Reizung vorgeschlagen:

$$\text{Monothermale Warmreizung} = \frac{\text{rechts warm} - \text{links warm}}{\text{rechts warm} + \text{links warm}}$$

Eine Kaltspülung alleine durchzuführen ist ungenügend, da die Gefahr besteht, einen latenten SPN auszulösen, der eine Erregbarkeit vortäuschen kann.

❶ Cave

Eine thermische Prüfung mit einer Temperatur sollte immer mit Warmwasser erfolgen und nur dann durchgeführt werden, wenn kein SPN vorliegt.

7

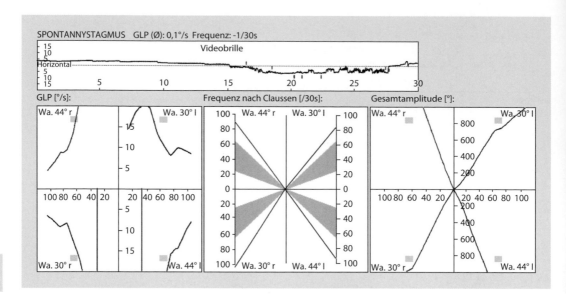

◘ **Abb. 7.15**   Patient mit akuter zentral-vestibulärer Störung. Gesteigerte kalorische Reaktion beiderseits. SPN: Keiner (f = −1/30 s, GLP im Durchschnitt 0,1°/s). Erregung mit Wasser. GLP/GA: symmetrische Erregbarkeit (SD=7,3%) und kein RÜ (= −1,7%). In der GA-Kurve nur bei Kaltspülung Fixationssuppression prüfbar. Frequenz: symmetrische Erregbarkeit (SD=5,4%) und kein RÜ (= −6,5%). Kulminationswerte vor allem bei Warmspülung erhöht. Die Gesamtkulmination beträgt 128,1°/s)

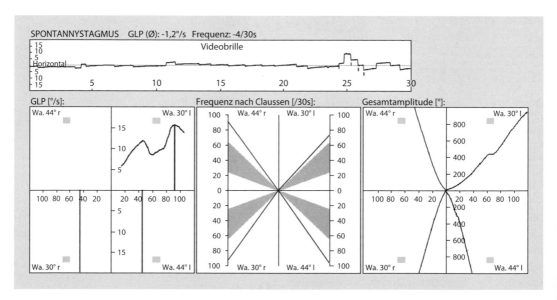

◘ **Abb. 7.16**   Patientin mit akuter zentral-vestibulärer Störung. Gesteigerte kalorische Reaktion (rechts mehr als links) mit formatsprengender Darstellung. SPN: Keiner (f = −4/30 s, GLP im Durchschnitt −1,2°/s). Erregung mit Wasser. GLP/GA: annähernd symmetrische Erregbarkeit (SD=12,6%) und RÜ nach links (=−22,6%). In der GA-Kurve nur bei Kaltspülung links Fixationssuppression prüfbar. Frequenz: symmetrische Erregbarkeit (SD=4,2%) und kein RÜ (= −7,1%). Kulminationswerte bis auf Kaltspülung links deutlich erhöht (über 40°/s). Die Gesamtkulmination beträgt 165,5°/s

◘ **Tab. 7.3** Auswahl an Krankheitsbildern bei den einzelnen VNG-Befunden (nach Jacobson et al. 1997)

VNG-Befund	Erkrankungen
Einseitige Störung	– Akute Neuritis vestibularis – Benigne intrakranielle Hypertension – Friedreich-Ataxie – Hirnstamm-, Kleinhirninfarkt – Meningitis – Migräne – Multiple Sklerose – Parenchymale zerebelläre Atrophie – Syphilis – Tumoren (Vermis, 4. Ventrikel)
Beiderseitige Störung	– Amyotrophe Lateralsklerose – Benigne intrakranielle Hypertension – Doppelseitige Schädelbasisfraktur – Friedreich-Ataxie – Lyme-Erkrankung – Ototoxischer Schaden – Progressive muskuläre Atrophie – Syphilis – Temporallappentumoren – Wallenberg-Syndrom
RÜ	– Amyotrophe Lateralsklerose – Aquaductusstenose – Arnold Chiari-Malformation – Benigne intrakranielle Hypertension – Friedreich-Ataxie – Korsakow-Syndrom – Lyme-Erkrankung – Migräne – Schädelhirntrauma – Tumoren (Frontal-, Frontoparietal-, Temporallappen, Keilbeinflügel) – Vertebrobasiläre Insuffizienz – Wallenberg-Syndrom
Gesteigerte kalorische Reaktion	– Benigne intrakranielle Hypertension – Epilepsie – Multiple Sklerose – Subduralhämatom – Tumoren (unspezifische) – Vertebrobasiläre Insuffizienz – Zerebrale Atrophie
Fehlende Fixationssuppression	– Amyotrophe Lateralsklerose – Basiläre Impression – Cogan-Syndrom – Friedreich-Ataxie – Hirnstamm- und Kleinhirnentzündung/-tumor – Lupus – Morbus Parkinson – Morbus Wilson – Multiple Sklerose – Schädelhirntrauma – Schädigungen des Fasciculus longitudinalis medialis – Spastische Ataxie Typ Charlevoix-Saguenay – Vertebrobasiläre Insuffizienz – Virale Enzephalitis

VNG-Befund	Erkrankungen
Kalorische Inversion	– Hirnstammtumoren
Kalorische Perversion	– Apoplex – Morbus Parkinson – Multiple Sklerose – (Olivoponto)zerebelläre Atrophie – Tumoren des 4. Ventrikels

◻ Tab. 7.3 Fortsetzung

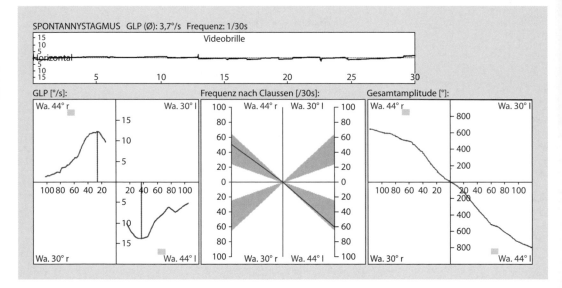

◻ Abb. 7.17 Patientin mit Hörsturz rechts. Monothermale Warmreizung: Auf die Kaltspülung konnte verzichtet werden, da kein SPN und eine symmetrische Erregbarkeit bei der Warmreizung bestand. SPN: keiner (f = 1/30 s, GLP im Durchschnitt 3,7°/s). Erregung mit Wasser. GLP: rechts 12,3°/s und links 13,7°/s

Kalorisation in Abhängigkeit von der Richtung des Spontannystagmus (SPN)

Wenn ein SPN nachweisbar ist, kann man sich ggf. auf die Reizungen beschränken, die einen dem SPN entgegengerichteten Nystagmus hervorrufen:

- SPN nach rechts: Spülung 44 °C links und 30 °C rechts
- SPN nach links: Spülung 44 °C rechts und 30 °C links

Dadurch kann ggf. Untersuchungszeit eingespart werden. ◻ Abb. 7.18 zeigt eine Untersuchung mit vier und ◻ Abb. 7.19 zeigt eine Untersuchung mit zwei Reizungen in Abhängigkeit vom SPN.

7.2.2   Wendetest

Beim Wendetest bzw. der gravitationsabhängigen Analyse handelt es sich um eine praktisch relevante Erweiterung der thermischen Prüfung. Es werden Kopf und Körper des Patienten aus der Optimumposition (30°, Blick nach oben) um 180° während der Kulminationsphase in die spiegelbildlich entgegengesetzte Position gebracht (30° Blick nach unten). Es wird angenommen, dass mit dem Wendetest eine schwerkraftabhängige Aussage über die Endolymphströmung gemacht werden kann, wobei der Utrikulus in die Reflexantwort integriert sein könnte (◻ Abb. 7.20 und ◻ Abb. 7.21).

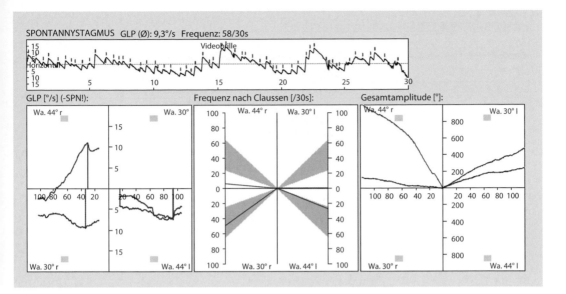

■ **Abb. 7.18** Patientin mit akuter Neuritis vestibularis links. SPN: grobschlägig nach rechts (f=58/30 s, GLP im Durchschnitt 9,3°/s). Erregung mit Wasser (4 Spülungen). SPN abgezogen. GLP/GA: links keine Erregbarkeit. Die Kurven liegen übereinander (SD=72,5%) mit scheinbarem RÜ (= −42,7%). Die GLP-Kurve befindet sich unterhalb der Nulllinie bzw. Abszisse. Angedeutete Fixationssuppression links. Frequenz: links gegenüber rechts verminderte Erregbarkeit (SD=44,7%) mit scheinbarem RÜ (= 100,0%)

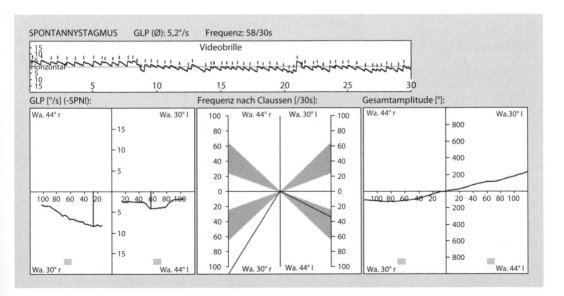

■ **Abb. 7.19** Patientin mit akuter Neuritis vestibularis links (dieselbe Patientin wie Abbildung 7.18, jedoch 5 Tage später und mit nur 2 Spülungen). SPN: grobschlägig nach rechts (f=58/30 s, GLP im Durchschnitt 5,2°/s). Erregung mit Wasser (30 °C rechts und 44 °C links). SPN abgezogen. Trotz leichtem RÜ ist noch eine SD erkennbar

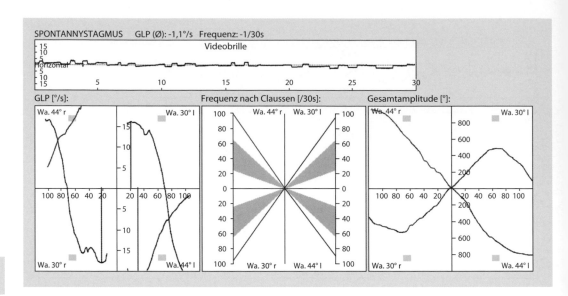

■ **Abb. 7.20**   Wendetest bei einer gleichgewichtsgesunden Patientin. Kein SPN, geringe Augenunruhe (f = −1/30 s, GLP im Durchschnitt −1,1°/s). Erregung mit Wasser. GLP/GA: beiderseits symmetrische Erregung (SD = 8,3%) und kein RÜ (= 3,6%). Frequenz: symmetrische Erregbarkeit (SD = 2,9%) und kein RÜ (= 1,8%). Die GLP-Kurven überkreuzen sich beiderseits (Umkehr des kalorischen Nystagmus), d. h. Normalbefund

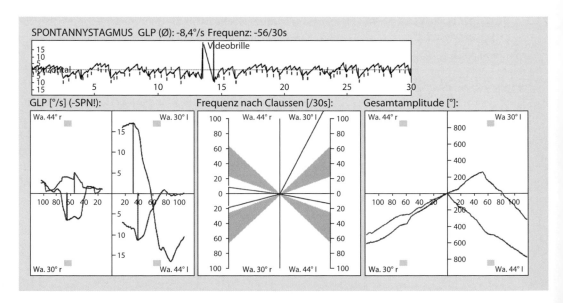

■ **Abb. 7.21**   Wendetest bei einem Patienten mit einer partiellen Vestibularisstörung. SPN: grobschlägig nach links (f = −56/30 s, GLP im Durchschnitt −8,4°/s). Erregung mit Wasser. SPN abgezogen. GLP/GA: rechts gegenüber links verminderte Erregbarkeit (SD = −42,3%) ohne RÜ (= 10,4%). Frequenz: links gegenüber rechts verminderte Erregbarkeit (SD = −67,9%) mit scheinbarem RÜ (= 63,1%). Links überkreuzen sich die GLP-Kurven (Umkehr des kalorischen Nystagmus) und rechts nicht (fehlende Richtungsumkehr)

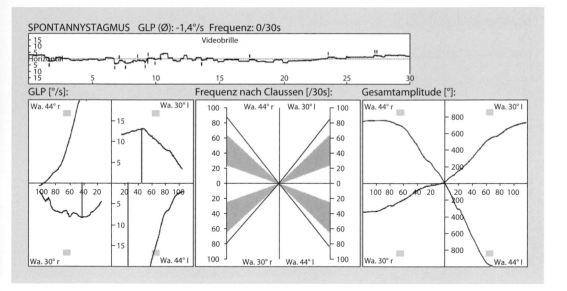

SPONTANNYSTAGMUS   GLP (Ø): -1,4°/s Frequenz: 0/30s

Abb. 7.22   Patientin mit akuter vestibulärer Störung. Thermische Prüfung mit Wasser. SPN: keiner (f = 0/30 s, GLP im Durchschnitt −1,4°/s). GLP/GA: links gegenüber rechts mehr erregbar (SD = −24,6%) ohne RÜ (= −13,2%). Auffällig ist jedoch die verminderte Erregbarkeit bei Kaltspülung (rechts < links). Frequenz: symmetrische Erregbarkeit (SD = 0,0%) und kein RÜ (= 3,0%). Die Gesamtkulmination beträgt 83,9°/s

7.2.3 Vergleich Wasser- und Luftkalorisation

Eine Kalorisation mit trockener Luft ist bei normalen Gehörgangsverhältnissen prinzipiell möglich. Allerdings wird eine Testung mit Luft nicht empfohlen, da Luft eine mehrfach geringere spezifische Wärmekapazität als Wasser besitzt. Auch ist die Reaktion nicht genau quantifizierbar. ◻ Abb. 7.22 zeigt die thermische Prüfung mit Wasser bei einer Patientin mit normalen Gehörgangsverhältnissen und ◻ Abb. 7.23 die Prüfung mit Luft bei der gleichen Patientin. Bei der Prüfung mit Luft ist bei dieser Patientin die Gesamtkulmination geringer als bei Luftkalorisation. Auch wird die Variabilität der Untersuchungsergebnisse, insbesondere die der GLP dokumentiert.

7.2.4 »Atypische« Befunde und Fehler

Im ► Abschn. 7.1 wurden die »klassischen« bzw. typischen Ergebnisse der thermischen Prüfung dargestellt. Betrachtet man jedoch die Ergebnisse vieler Untersuchungen, so muss man feststellen, dass sich

oftmals sehr atypische Befunde zeigen, die sich nicht in die »klassischen« Befunde einordnen lassen.

Temperatureffekt

In der kalorischen Prüfung kann ein Überwiegen der beiden Kaltreaktionen über die beiden Warmreaktionen oder umgekehrt auftreten. Meistens handelt es sich um ein Überwiegen der beiden Warmreaktionen (◻ Abb. 7.24). Eine prognostische Bedeutung scheint nicht vorzuliegen. Am ehesten ist der Effekt auf einen stärkeren Warmreiz durch Schreck, Aufmerksamkeit oder Durchblutung der Gehörgangshaut zurückzuführen. Im pathologischen Fall kann ein Temperatureffekt für eine zentral-vestibuläre Störung sprechen.

Über- oder Untererregbarkeit bei einer Kalorisation

Bei den Ergebnissen der thermischen Prüfungen kann es relativ häufig zu einer Über- oder Untererregbarkeit bei einer Kalorisation kommen. Bereits ◻ Abb. 7.22 und ◻ Abb. 7.23 zeigen solche atypischen Befunde (► Abschn. 7.2.3). Eine solche atypische Erregbarkeit kann mathematisch zu einer SD oder zu einem RÜ führen. Die Ursachen einer Über- oder

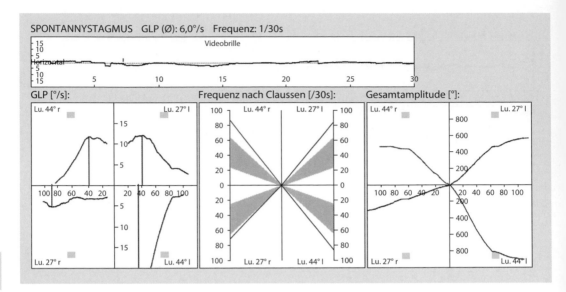

Abb. 7.23   Thermische Prüfung mit Luft bei der gleichen Patientin von Abbildung 7.22. SPN: keiner (f=1/30 s, GLP im Durchschnitt 6,0°/s). GLP/GA: links gegenüber rechts mehr erregbar (SD = −36,1%) ohne RÜ (= −11,7%). Auffällig ist jedoch wieder eine verminderte Erregbarkeit bei Kaltspülung, aber nur rechts sowie eine Überreaktion bei Warmkalorisation links. Frequenz: Symmetrische Erregbarkeit (SD = −3,7%) und kein RÜ (= 4,3%). Die Gesamtkulmination (GLP) beträgt bei dieser Untersuchung 53,2°/s und ist damit insgesamt geringer als bei der Kalorisation mit Wasser (Differenz ca. 30,7°/s)

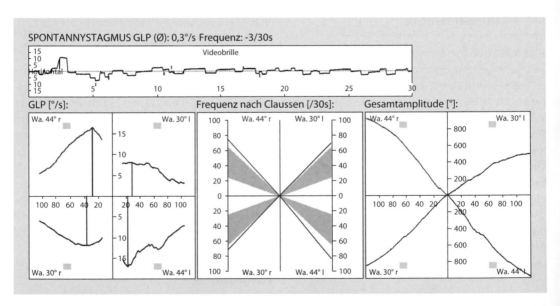

Abb. 7.24   Patient mit Hörsturz und Tinnitus rechts. SPN: Keiner (f = −3/30 s, GLP im Durchschnitt 0,3°/s). Erregung mit Wasser. GLP/GA: annähernd symmetrische Erregbarkeit (SD=6,0%) und kein RÜ (= −7,9%). Kulminationswerte vom Warmreiz (16,5°/s bzw. 17,0°/s) sind höher als die des Kaltreizes (11,8°/s bzw. 8,1°/s). In der GA-Kurve keine sichere Fixations-suppression nachweisbar. Frequenz: symmetrische Erregbarkeit (SD = −2,4%) und kein RÜ (= −3,7%)

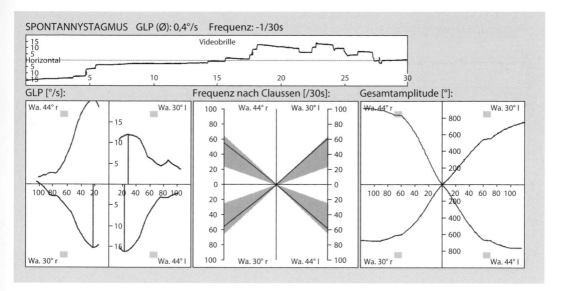

Abb. 7.25 Patientin mit Hörsturz links mit Tinnitus und Schwindel. SPN: Keiner (f = −1/30 s, GLP im Durchschnitt 0,4°/s), jedoch Drift der Kurve. Erregung mit Wasser. GLP/GA: annähernd symmetrische Erregbarkeit (SD = 11,9%) und kein RÜ (= 1,9%). In der GA-Kurve beiderseits Fixationssuppression nachweisbar. Frequenz: symmetrische Erregbarkeit (SD = −3,9%) und kein RÜ (= 1,3%). Kulminationswerte (GLP) rechts 44 °C mit 20,5°/s erhöht und links 30 °C mit 12,0°/s vermindert (rechts 30 °C = 15,2°/s und links 44 °C = 16,1°/s)

Untererregbarkeit sind unterschiedlich und können patienten- oder untersuchungsbedingt sein (z. B. ungenügende Irrigation ohne ausreichenden Trommelfellkontakt des Mediums).

Eine Übererregbarkeit bei einer Kalorisation tritt oft bei der ersten Reizung auf (in der Regel rechts mit 44 °C). Wie bei dem Temperatureffekt ist diese Wirkung oft auf den ersten Reiz mit Schreck und erhöhter Aufmerksamkeit zurückzuführen (◘ Abb. 7.25, ◘ Abb. 7.26, ◘ Abb. 7.27, ◘ Abb. 7.28, ◘ Abb. 7.29).

In jedem Fall empfiehlt sich eine nochmalige Kontrolle entweder an einem anderen Tag oder im Rahmen der Untersuchung in Form der Einzelwiederholungskalorisation (vgl. ► Abschn. 6.7.2). Eventuelle Probleme bei der Kalorisation müssen notiert werden.

Medikamentenwirkungen

Die Gleichgewichtsuntersuchung bzw. die thermische Prüfung wird durch jedes sedierende Medikament beeinträchtigt. Dazu zählen auch die sedierenden Antiemetika wie z. B. Dimenhydrinat. Daher sollten solche sedierenden Medikamente wenn möglich zwei Tage vorher abgesetzt werden.

Immer ist das natürlich nicht möglich. Es werden als Beispiel zwei Untersuchungen bei einem akuten Drehschwindel dargestellt: Einmal unmittelbar nach Dimenhydrinatgabe (◘ Abb. 7.30) und einmal ein paar Tage später (◘ Abb. 7.31).

Probleme bei der Luftkalorisation

- Paradoxe Kalorisation bei feuchten Gehörgangsverhältnissen

Bei einem perforierten Trommelfell ist die Reizung mit Wasser kontraindiziert, sodass die Reizung mit Luft eine Alternative ist. Man kann davon ausgehen, dass die kalorische Reizung mit Luft bei intaktem Trommelfell – abgesehen von der geringeren Wärmekapazität – relativ gute reproduzierbare Ergebnisse wie mit Wasser ermöglicht. Probleme gibt es allerdings, wenn eine Otorrhoe vorliegt. Bei der Reizung mit trockener Warmluft kommt es bei feuchten Gehörgangsverhältnissen durch die Verdunstungskälte zu einer paradoxen Nystagmusreaktion.

Die Beispiele in ◘ Abb. 7.32 (feuchte Trommelfellperforation links) und ◘ Abb. 7.33 (beiderseitige Trommelfellperforation mit Otorrhoe) sollen

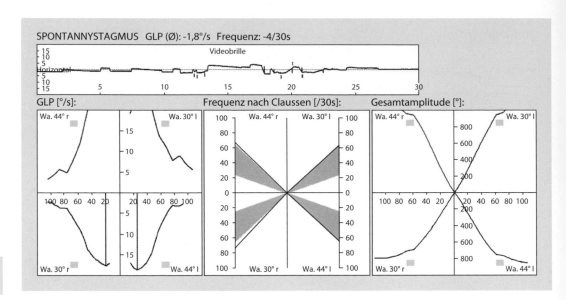

■ **Abb. 7.26**   Kontrolluntersuchung (Patientin von ■ Abb. 7.25). SPN: Keiner (f = −4/30 s, GLP im Durchschnitt −1,8°/s). Erregung mit Wasser. GLP/GA: symmetrische Erregbarkeit (SD = 0,5%) und RÜ nach rechts (= 13,5%). In der GA-Kurve beiderseits Fixationssuppression nachweisbar. Frequenz: symmetrische Erregbarkeit (SD = −4,9%) und kein RÜ (= −2,6%). Kulminationswerte (GLP) rechts 44 °C und links 30 °C mit 23,8°/s bzw. mit 22,5°/s erhöht, sodass es hinsichtlich der GLP zu einem leichten RÜ nach rechts kommt. Die Depression links bei 30 °C in ■ Abb. 7.25 ist hier nicht mehr nachweisbar

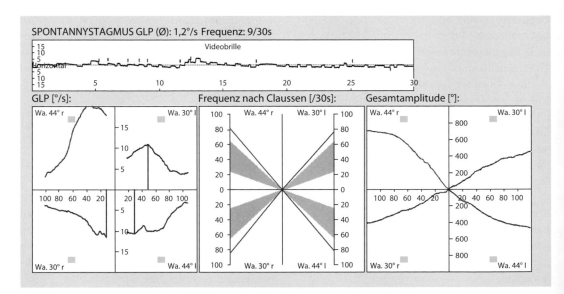

■ **Abb. 7.27**   Patientin mit zerebral bedingter Gangataxie. SPN: einzelne Schläge nach rechts (f = 9/30 s, GLP im Durchschnitt 1,2°/s). Erregung mit Wasser. GLP/GA: rechts mehr als links erregbar (SD = 20,2%) und RÜ nach rechts (= 17,9%). In der GA-Kurve ist nur bei Kaltspülung eine beiderseits angedeutete Fixationssuppression nachweisbar. Frequenz: symmetrische Erregbarkeit (SD = 2,5%) und kein RÜ (= −2,5%). Kulminationswert bei Warmspülung rechts deutlich erhöht (20,8°/s, die anderen drei betragen ca. 10°/s)

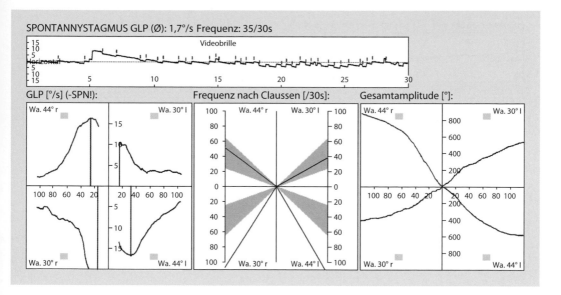

Abb. 7.28 Kontrolluntersuchung der Patientin von **Abb. 7.27** drei Tage später. Hier zeigt sich bei einem SPN hinsichtlich der GLP unverändert eine Asymmetrie. SPN: nach rechts (f=35/30 s, GLP im Durchschnitt 1,7°/s). Erregung mit Wasser (SPN abgezogen): GLP/GA: rechts mehr als links erregbar (SD=17,4%) und RÜ nach links (= −18,4%). In der GA-Kurve beiderseits angedeutete Fixationssuppression nachweisbar. Frequenz: symmetrische Erregbarkeit (SD=1,6%) und RÜ nach links (= −42,8%). Kulminationswerte der GLP-Kurve bei Warmspülung rechts und Kaltspülung links erhöht, sodass es zu einer SD kommt

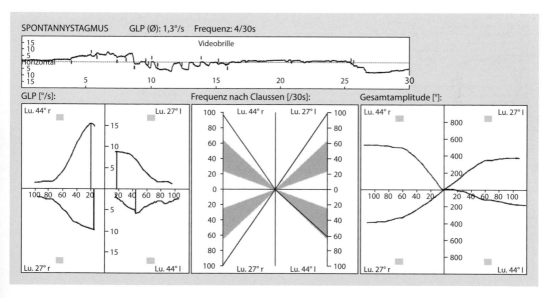

Abb. 7.29 Patientin bei Z.n. akuter Neuritis vestibularis links. Links hat die Patientin eine kleine zentrale trockene Perforation, daher erfolgte die Reizung mit Luft. Bei der linksseitigen Kalorisation mit warmer Luft berichtete die Patientin über Schmerzen und zuckte weg. SPN: Keiner (f=4/30 s, GLP im Durchschnitt 1,3°/s). GLP/GA: rechts mehr als links erregbar (SD=26,5%) und RÜ nach rechts (= 23,1%). In der GA-Kurve Fixationssuppression nachweisbar. Frequenz: rechts mehr als links erregbar (SD=10,1%) und angedeutetes RÜ nach rechts (= 10,1%). Der Kulminationswert ist vor allem bei 44 °C links (rechts unten) vermindert (−5,7°/s, 27° rechts dagegen −9,6°/s – links unten)

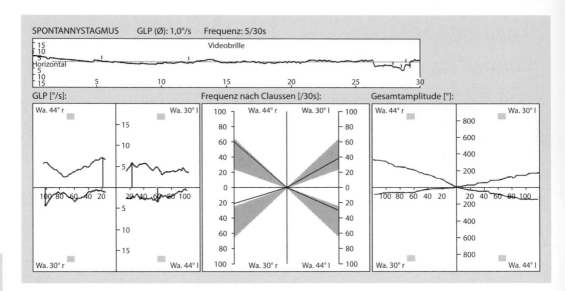

◘ **Abb. 7.30**   Patient mit akuter partieller Neuritis vestibularis links. Er hat insgesamt 124 mg Dimenhydrinat i.v. vor der thermischen Prüfung erhalten. SPN: Keiner (f = 5/30 s, GLP im Durchschnitt 1,0°/s). Erregung mit Wasser. GLP/GA: annähernd symmetrische Erregbarkeit (SD = 10,0%) und RÜ nach rechts (= 25,1%). In der GA-Kurve nur angedeutete Fixationssuppression nachweisbar. Frequenz: symmetrische Erregbarkeit (SD = 8,7%) und kein RÜ nach rechts (= 31,5%). Kulminationswerte (GLP, gesamt = 20,6°/s) und Frequenzwerte sind insgesamt vermindert

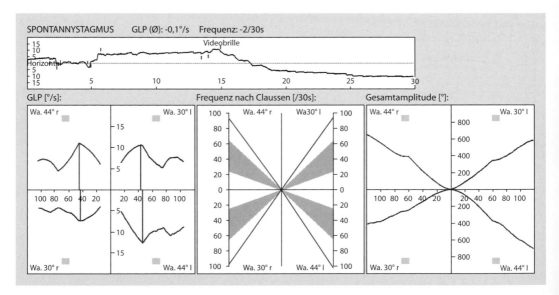

◘ **Abb. 7.31**   Kontrolluntersuchung des Patienten von ◘ Abb. 7.30. Jetzt keine Schwindelbeschwerden mehr. SPN: Keiner (f = −2/30 s, GLP im Durchschnitt −0,1°/s). Erregung mit Wasser. GLP/GA: annähernd symmetrische Erregbarkeit (SD = −11,6%) und kein RÜ (= 4,1%). In der GA-Kurve beiderseits Fixationssuppression nachweisbar. Frequenz: symmetrische Erregbarkeit (SD = −1,5%) und kein RÜ (= −3,1%). Kulminationswerte (GLP, gesamt = 41,4°/s) und Frequenzwerte jetzt deutlich höher als bei der Voruntersuchung

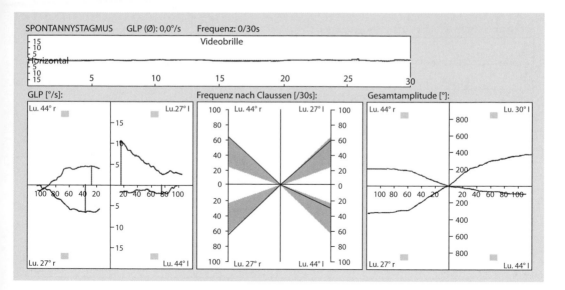

■ **Abb. 7.32** Patient mit feuchter Trommelfellperforation links. SPN: Keiner (f = 0/30 s, GLP 0°/s). Erregung mit Luft. GLP/GA: annähernd symmetrische Erregbarkeit (SD = −7,1%) und RÜ nach rechts (= 27,2%). Frequenz: rechts mehr als links erregbar (SD = 18,6%) und angedeutetes RÜ nach rechts (= 11,6%). Rechts normale Erregung, links dagegen bei Warmreizung deutlicher Abkühleffekt (Kulminationswert beträgt hier nur −2,1°/s)

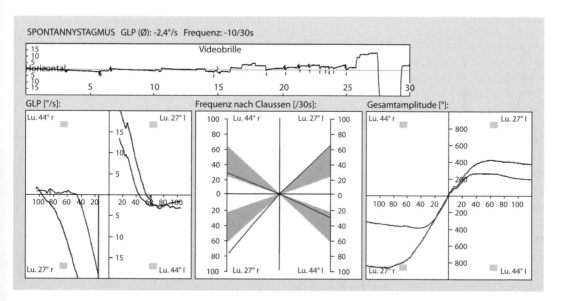

■ **Abb. 7.33** Patient mit beiderseitiger Trommelfellperforation mit Otorrhoe. SPN: leichte Augenunruhe bzw. vereinzelte Schläge nach links (f = −10/30 s, GLP im Durchschnitt −2,4°/s). Erregung mit Luft. GLP/GA: bei Warmprüfung beiderseits nicht erregbar mit »Übereinanderliegen« der Kurven beiderseits (SD = 13,7% und RÜ = −17,8). Frequenz: Temperatureffekt (Warm- gegenüber Kaltreaktion vermindert), aber symmetrisch (SD = 6,3%, RÜ = −10,1%). Durch die paradoxe Reaktion infolge beidseitiger Otorrhoe ist die Untersuchung letztendlich nicht verwertbar

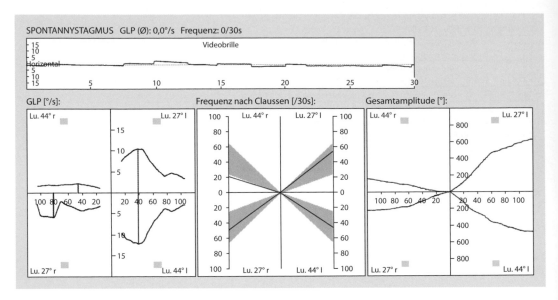

◘ Abb. 7.34   Patient mit Exostosen rechts und etwas Restzerumen. Das Trommelfell ist fast nicht einsehbar. SPN: Keiner (f = 0/30 s, GLP 0,0°/s). Erregung mit Luft. GLP/GA: rechts kaum erregbar (SD = −47,6%) und RÜ nach links (= −17,4%). In der GA-Kurve beiderseits Fixationssuppression nachweisbar. Frequenz: rechts weniger als links erregbar (SD = −17,4%) und angedeutetes RÜ nach links (= −11,4%). Insgesamt ist die rechte Seite aufgrund der Einengung des Gehörganges und der geringen Wärmekapazität kaum erregbar

dokumentieren, dass es aufgrund der Feuchtigkeit am Reizort, d. h. in der Paukenhöhle, in der Radikalhöhle oder im Gehörgang, zu einer mehr oder weniger starken Abschwächung des Warmreizes kommt. Bei kleinen und trockenen Perforationen kommt es dagegen in der Regel bei der Luftkalorisation zu »normalen« Ergebnissen.

■ **Problem der reduzierten Wärmekapazität**

Neben der paradoxen Reaktion bei feuchter Kalorisation ist die geringere Wärmekapazität von Luft im Gegensatz zu Wasser ein weiterer Nachteil. In ◘ Abb. 7.34 wird die geringere Kapazität von Luft, die sich besonders bei engen Gehörgängen bemerkbar macht, dokumentiert. Die Asymmetrie bzw. SD ist nicht auf eine Funktionsstörung des Bogenganges zurückzuführen, sondern auf die Probleme beim Wärmetransport.

❶ Cave

Die Luftkalorisation erlaubt bei einem Teil der Patienten nur eine qualitative Aussage, d. h. darüber, ob ein Labyrinth erregbar ist oder nicht, da es sich bei Luft nur um einen Schwachreiz bei mangelhafter Quantifizierbarkeit handelt.

Literatur

Aust G (2003) Die kalorische Prüfung. In: Haid CT (Hrsg) Schwindel aus interdisziplinärer Sicht. Thieme, Stuttgart, S 67–73
Blödow A, Bloching M, Hörmann K, Walther LE (2012) Rezeptorfunktion der Bogengänge. Teil 2: Pathophysiologie, Erkrankungen, klinische Befunde und therapeutische Aspekte. HNO 60:249–259
Fetter M (2010) Caloric testing: background, technique, and interpretation. In: Eggers SDZ, Zee DS (Hrsg) Vertigo and imbalance: clinical neurophysiology of the vestibular system. Elsevier, Amsterdam, S 135–140
Jacobson GP, Newman CW, Peterson EL (1997) Interpretation and usefulness of caloric testing. In: Jacobson GP, Newman CW, Kartush JM (Hrsg) Handbook of balance function testing. Singular, San Diego, S 193–233
Maurer J (Hrsg) (1999) Neurootologie mit Schwerpunkt Untersuchungstechniken. Thieme, Stuttgart

McCaslin DL (2013) Electronystagmography and videonys-
    tagmography ENG/VNG. Plural, San Diego

Plontke SK, Walther LE (2014) Differenzialdiagnose »Schwin-
    del«. Laryngorhinootologie 93:543–571

Reiß M, Reiß G (2014) Videonystagmographie – Teil 2: Befun-
    de. Forum Hals-, Nasen- Ohrenheilkunde 16:83–93

Scherer H (1997) Das Gleichgewicht, 2. Aufl. Springer, Berlin
    Heidelberg

Walther LE, Hörmann K, Bloching M, Blödow A (2012) Rezep-
    torfunktion der Bogengänge: Teil 1: Anatomie, Physio-
    logie, Diagnostik und Normalbefunde. HNO 60:75–87

Video-Kopfimpulstest (v-KIT)

Frank Waldfahrer

M. Reiß, G. Reiß, *Gleichgewichtsdiagnostik*,
DOI 10.1007/978-3-662-45325-4_8, © Springer-Verlag Berlin Heidelberg 2015

8.1   Geschichte

Der Kopfimpulstest (KIT) wurde bereits im Jahr 1988 von Halmagyi und Curthoys beschrieben. Der Test beruht auf der klinischen Anwendung des zweiten Ewald'schen Gesetzes.

> ❯ Das zweite Ewald'sche Gesetz besagt, dass der vestibulookuläre Reflex (VOR) auf Exzitation (= Zunahme der Aktionspotenzial-Frequenz) stärker reagiert als auf Inhibition (= Abnahme der Aktionspotenzial-Frequenz).

Testprinzip ist die Beobachtung der Augen während einer ruckartigen Rotation des Kopfes. Bei ungestörtem VOR verlaufen die Augenbewegungen hierbei prompt und glatt. Bei einer peripher-vestibulären Störung kommt es hingegen – nur bei Drehung in Richtung der Seite der Störung – zu einer Störung der glatten Augenbewegungen mit der Konsequenz von Korrektursakkaden. Die Exzitation bleibt hier also infolge der bestehenden Labyrinthunerregbarkeit aus, folglich reduziert sich bei der zentralen Summation die Seitendifferenz der Erregung des peripheren Labyrinthsystems. Dies vermag das zentral-vestibuläre System nicht mehr zum Anlass zu nehmen, das Blickfolgesystem zu aktivieren, sodass es dann im Verlauf zu Korrektursakkaden kommt.

Dieser einfache Test konnte sich allerdings vor allem in der HNO-Heilkunde nur zögerlich in der klinischen Routine durchsetzen.

Nachdem die klinische Relevanz des KIT – getriggert durch Erkenntnisse auf dem Fachgebiet der Neurologie – zunehmend erkannt wurde, wurden auch apparative Verfahren zu seiner Registrierung entwickelt.

Hierfür entscheidend war die Verfügbarkeit von Videokameras mit einer hohen Geschwindigkeitsauflösung zu einem akzeptablen Preis: Handelsübliche Videokameras vermochten mit einer Auflösung von 25–50 Bildern/s den VOR nicht ausreichend zu erfassen.

Die Testsysteme der ersten Generation ermöglichten nur die Untersuchung der horizontalen Bogengänge (h-KIT), die aktuelle Gerätegeneration kann nunmehr alle drei Bogengänge (neben h-KIT auch a-KIT, p-KIT) untersuchen.

8.2   Definition

Beim Video-Kopfimpulstest (v-KIT) werden die Augenbewegungen während einer ruckartigen Beschleunigung des Kopfes (horizontal bzw. in RALP/LARP-Ebene) durch eine Hochgeschwindigkeits-Videokamera aufgezeichnet und mittels Software analysiert. Diese Videokamera befindet sich entweder in einer Brille oder wird auf einem selbstjustierenden Stativ vor dem Probanden aufgebaut. Es lassen sich Overt-Sakkaden und Covert-Sakkaden unterscheiden. **Overt-Sakkaden** erfolgen nach Abschluss der Kopfbewegung und sind somit klassische Rückstellsakkaden (Catch-up-Sakkaden). **Covert-Sakkaden** finden bereits während der Kopfbewegung statt. Sie sind ein Ausdruck fortschreitender Kompensation. Diese Covert-Sakkaden lassen sich nicht beim klinischen KIT, sondern nur beim v-KIT feststellen. Als entscheidender Befundungsparameter wird der Gain (Quotient Augengeschwindigkeit: Kopfgeschwindigkeit) bestimmt.

Der KIT nach Halmagyi beruht auf der klinischen Anwendung des zweiten Ewald'schen Gesetzes (s. oben).

8.3   Methode

Der Proband sitzt im Untersuchungsraum. Die Beleuchtungsverhältnisse sind von untergeordneter Bedeutung. Er fixiert ein punktförmiges Fernziel. Hierbei trägt er eine fest am Körper anliegende, spezielle Brille, die über eine Videokamera mit hohem Zeitauflösungsvermögen (≥ 250 Hz) verfügt. Die bislang in Brillen zur Videonystagmographie verwendeten Kameras erfüllten diese Anforderungen bislang nicht, aktuell gibt es aber Prototypen von Brillen, die beide Funktionalitäten umfassen. Alternativ werden die Augenbewegungen von einer frontal vor dem Probanden justierten Videokamera registriert.

Der Untersucher steht hinter dem Probanden und führt abwechselnd und unvorhersehbar ruckartige Bewegungen (Auslenkung bis etwa 10–20°) am Kopf des Probanden in horizontaler und/oder in RALP/LARP-Richtung aus. Die zugehörige Software validiert die Messergebnisse quasi in Echtzeit, hierbei findet eine »Qualitätskontrolle« der Kopfbeschleunigungen durch Beschleunigungssensoren statt. Die Software stellt die Kopf- und Augenbewegungen sodann in einem Zeit-Amplituden-Diagramm dar und errechnet den jeweiligen Gain.

8.4   Indikation

Der v-KIT ist indiziert bei jeglichem Verdacht auf eine akute oder chronische peripher-vestibuläre Störung auf Ebene einer der drei Bogengänge (bzw. deren Ausschluss). Hierbei können sowohl einseitige als auch beidseitige Störungen detektiert werden. Störungen von Utrikulus und Sakkulus lassen sich mit dem v-KIT nicht erfassen.

❶ **Cave**
Kontraindiziert ist der v-KIT (und auch der klassische KIT) bei eingeschränkter Mobilität der Halswirbelsäule, insbesondere nach frischen Verletzungen.

Bei einer akuten Drehschwindelsymptomatik mit Übelkeit und ggf. Erbrechen kann ein pathologischer v-KIT als beweisend für einen akuten peripheren Labyrinthausfall angesehen werden. Der v-KIT ist hier weniger belastend und weniger zeitintensiv als die kalorische Labyrintherregbarkeitsprüfung.

Da der v-KIT erstmals die Möglichkeit bietet, neben dem horizontalen Bogengang auch die beiden vertikalen Bogengänge zu untersuchen, kann nun auch die Neuropathia vestibularis inferior diagnostisch erfasst werden.

❯ **Eine sehr wichtige Indikation des v-KIT ist also vor allem die Abgrenzung einer akuten peripher-vestibulären Störung (pathologischer v-KIT) gegenüber einer akuten zentral-vestibulären Störung (= Hirnstamminfarkt, regelrechter v-KIT).**

Das Akronym **HINTS** bezieht sich auf eine Trias von diagnostischen Verfahren, die bereits in der Frühphase eine Abgrenzung eines Hirnstamminfarkts von einer peripher-vestibulären Störung ermöglichen soll. Die Befundkonstellation normaler KIT (**H**ead **I**mpulse), Nachweis eines (richtungswech-

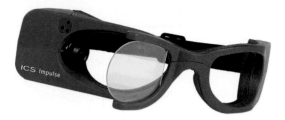

◻ **Abb. 8.1**   v-KIT-Brille, hier das Modell ICS Impulse der Firma Otometrics (Copyright: Otometrics; mit freundlicher Genehmigung)

selnden) Blickrichtungs-**N**ystagmus und Nachweis einer »skew deviation« (**T**est of **S**kew) spricht hier eindeutig für eine zentral-vestibuläre Störung im Sinne eines Hirnstamminfarkts. Diese Testsequenz war hierbei in der Frühphase sogar der Magnetresonanztomographie (MRT) überlegen.

❯ **HINTS**
    — **Head Impulse Test: KIT**
    — **Untersuchung auf Blickrichtungs-Nystagmus**
    — **Untersuchung auf Skew Deviation (Test of Skew)**

8.5   Auswertung

Der KIT untersucht den VOR, also die Fähigkeit der Augen, den Blick bei einer Körperbewegung stabil zu halten. Dieser auf Hirnstammebene lokalisierte Reflex ist mit einer Reaktionszeit von 15 ms sehr schnell (im Vergleich: das Blickfolgesystem weist eine Reaktionszeit von etwa 75 ms auf).

Aktuell (4/2014) befinden sich fünf Systeme zur Erfassung des v-KIT auf dem Markt:
— eHIT (Merz Medizintechnik)
— EyseeCam (Interacoustics)
— Head Impulse Test (Autronics)
— ICS Impulse (Otometrics) (◻ Abb. 8.1)
— Synapsis Video Head Impulse (Ulrich Keller Medizin-Technik)

Die ersten vier Systeme beruhen auf einer Brille mit integrierter Videokamera, das zuletzt genannte System besteht in einer auf einem selbstjustierenden Stativ befestigten Kamera.

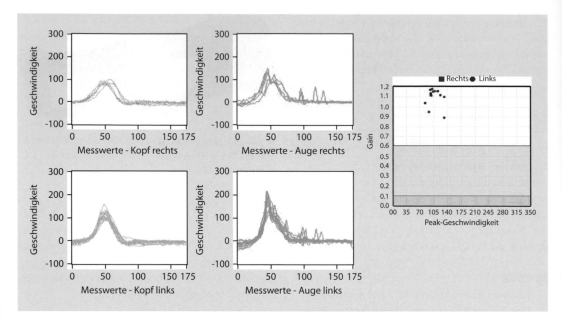

☐ Abb. 8.2   Normalbefund beim v-KIT für die horizontalen Bogengänge beidseits. Einzelne Overt-Sakkaden sind als physiologisch anzusehen, solange der Gain normwertig ist

Beim Video-KIT wird registriert, mit welcher zeitlichen Latenz Augenbewegungen nach einer Beschleunigung des Kopfes auftreten. Hierzu werden Kopfbewegungen (diese werden vom Untersucher ausgeführt) und Augenbewegungen gemessen. Die Korrelation zwischen Kopf- und Augenbewegungen werden als Gain (= Quotient Augengeschwindigkeit ÷ Kopfgeschwindigkeit) registriert. Als Normalwert gilt ein Gain von ≥ 0,6–0,8 (je nach Gerät).

Ein Gain unterhalb dieses Normalwerts spricht also für eine peripher-vestibuläre Störung am jeweils geprüften Bogengang der betreffenden Seite.

Ein Gain > 1,0 ist ein Indiz für eine Fehlmessung, denn die Augenbewegung kann verständlicherweise der Kopfbewegung nicht vorausgehen. Eine typische Fehlerursache ist die Dislokation der KIT-Brille durch den Untersucher im Rahmen der Kopfbewegungen.

Die kalorische Labyrintherregbarkeitsprüfung und der v-KIT des horizontalen Bogengangs untersuchen die gleiche anatomische Struktur. Dennoch finden sich hier gelegentlich differente Untersuchungsergebnisse (pathologische Kalorik und regelrechter h-KIT oder regelrechte Kalorik und pathologischer h-KIT). Die Ursache hierfür ist aktuell nicht immer klar. Als Erklärungsansatz kann derzeit dienen, dass die beiden Untersuchungsverfahren unterschiedliche Erregungsfrequenzen bedienen: Kalorik: 0,025–0,01 Hz, KIT: ca. 5 Hz. Zum Vergleich: Kopfschütteln hat eine Frequenz von etwa 2 Hz.

❶ Cave

Somit ist festzustellen, dass weder die kalorische Labyrintherregbarkeitsprüfung noch der (v-)KIT jeweils für sich den Anspruch erheben können, einen einseitigen peripheren Labyrinthausfall absolut verbindlich zu diagnostizieren. Vielmehr bedarf es bei dieser Fragestellung – zumindest bei der momentanen Datenlage – immer der Durchführung beider Untersuchungen.

8.6   Wichtige Befunde

Eine vollständige Untersuchung liefert seitengetrennte Informationen über den Funktionszustand aller drei Bogengänge, für den Befundbericht wurde der Terminus »Canalogramm« kreiert (☐ Abb. 8.2).

◩ Tab. 8.1 Befundinterpretation beim v-KIT

Horizontaler = lateraler BG*	Anteriorer vertikaler BG	Posteriorer vertikaler BG	Diagnose	Bemerkung
Regelrecht	Regelrecht	Regelrecht	Normalbefund, d. h. kein Hinweis auf eine Funktionsstörung des Bogenapparats	Test gibt keinen Ausschluss über den Funktionszustand von Sakkulus und Utrikulus
Pathologisch	Pathologisch	Pathologisch	Ausfall aller Bogengänge, z. B. »Neuropathia« vestibularis, Felsenbeinfraktur, ototoxische Medikamente	
Pathologisch	Pathologisch	Regelrecht	»Neuropathia« vestibularis superior	Funktionsstörung des Utrikulus zu erwarten
Regelrecht	Regelrecht	Pathologisch	»Neuropathia« vestibularis inferior	Funktionsstörung des Sakkulus zu erwarten

*Bogengang

❗ Cave

Da die Reizung der vertikalen Bogengänge anspruchsvoller ist als die Reizung der horizontalen Bogengänge, bedarf es hierfür einiger Übung, um eine hinreichende Trennschärfe zwischen regelrechten und pathologischen Befunden zu erreichen.

Die Befundinterpretation ergibt sich aus ◩ Tab. 8.1.

Der v-KIT ist nicht geeignet, eine zentral-vestibuläre Störung nachzuweisen, denn hier ist in aller Regel mit einem Normalbefund zu rechnen.

Bei dem Morbus Menière, der Bogengangsdehiszenz und dem BPLS sind keine spezifischen Befunde beim v-KIT zu erwarten.

Da das Vestibularisschwannom häufiger vom Nervus vestibularis inferior als vom Nervus vestibularis superior ausgeht, kann der für eine Neuropathia vestibularis inferior typische Befund einer isolierten Funktionsstörung des posterioren vertikalen Bogengangs auch als Frühsymptom eines Vestibularisschwannom angesehen werden.

❗ Cave

Ein normaler v-KIT schließt eine zentral-vestibuläre Störung nicht aus!

Literatur

Blödow A, Bloching M, Hörmann K, Walther LE (2012) Rezeptorfunktion der Bogengänge Teil 2: Pathophysiologie, Erkrankungen, klinische Befunde und therapeutische Aspekte. HNO 60:249–262

Blödow A, Helbig R, Wichmann N, Wenzel A, Walther LE, Bloching MB (2013) Video-Kopfimpulstest oder thermische Prüfung? Zeitgemäße Funktionsdiagnostik des Vestibularisschwannoms. HNO 61:781–785

Chihara Y, Iwasaki S, Murofushi T, Yagi M, Inoue A, Fujimoto C, Egami N, Ushio M, Karino S, Sugasawa K, Yamasoba T (2012) Clinical characteristics of inferior vestibular neuritis. Acta Otolaryngol 132:1288–1294

Harvey SA, Wood DJ, Feroah TR (1997) Relationship of the head impulse test and head-shake nystagmus in reference to caloric testing. Am J Otol 18:207–213

Kattah JC, Talkad AV, Wang DZ, Hsieh YH, Newman-Toker DE (2009) HINTS to diagnose stroke in the acute vestibular syndrome: three-step bedside oculomotor examination more sensitive than early MRI diffusion-weighted imaging. Stroke 40:3504–3510

Newman-Toker DE, Kerber KA, Hsieh YH, Pula JH, Omron R, Tehrani ASS, Mantokoudis G, Hanley DF, Zee DS, Kattah JC (2013) HINTS Outperforms ABCD2 to Screen for Stroke in Acute Continuous Vertigo and Dizziness. Academ Emerg Med 20 987–996

Perez N, Rama-Lopez, J (2003) Head-impulse and caloric tests in patients with dizziness. Otol Neurotol 24:913–917

Walther LE (2014) Der Video-Kopfimpulstest. In: Ernst A, Basta D (Hrsg) Vertigo – Neue Horizonte in Diagnostik

und Therapie. 9. Hennig Symposium. Springer, Wien,
S 117–127

Walther LE, Brusis T (2013) Aus der Gutachtenpraxis: Zeitgemäße, objektive Begutachtung der peripheren vestibulären Rezeptorfunktion (5-Rezeptoren-Diagnostik).
Laryngo-Rhino-Otol 92:189–192

Walther LE, Hörmann K, Bloching M, Blödow A (2012) Rezeptorfunktion der Bogengänge Teil 1: Anatomie, Physiologie, Diagnostik und Normalbefunde. HNO 60:75–88

Walther LE, Repik I (2012) Neuritis des N. vestibularis inferior.
HNO 60:126–131

8

Vestibulär evozierte myogene Potenziale (c-VEMP und o-VEMP)

Frank Waldfahrer

M. Reiß, G. Reiß, *Gleichgewichtsdiagnostik*,
DOI 10.1007/978-3-662-45325-4_9, © Springer-Verlag Berlin Heidelberg 2015

9.1   Geschichte

Die kalorische Labyrintherregbarkeitsprüfung ist die älteste Form der seitengetrennten Funktionsuntersuchung des Gleichgewichtssystems. Diese Untersuchung erfasst aber (nur) die Funktion der horizontalen Bogengänge und beruht überdies auf einer unphysiologischen, weil zu niederfrequenten Reizung. Die anderen beiden Bogengänge sowie Utrikulus und Sakkulus waren bis vor kurzem nicht bzw. nur mit sehr hohem apparativem Aufwand der seitengetrennten Diagnostik zugänglich.

Zur seitengetrennten Untersuchung des Utrikulus wurde die exzentrische Rotation (▶ Abschn. 3.2.2) entwickelt, die nur an spezialisierten Zentren verfügbar war bzw. ist. Die Bestimmung der subjektiven Vertikale (subjektive visuelle Vertikale, subjektive haptische Vertikale) und die Messung des »ocular counterrollings« können ebenfalls als Funktionsprüfung des Utrikulus gelten. Ohne exzentrische Rotation ist hier aber keine seitengetrennte Testung realisierbar.

Der horizontale Beschleunigungsschlitten erfasste ebenfalls (nur) die Summe der Funktion beider Utrikuli.

Der kalorische Wendetest nach Westhofen ist hingegen ein relativ einfacher Test zur seitengetrennten Funktionsprüfung der Utrikuli.

Der Sakkulus konnte bis vor kurzem nicht seitengetrennt untersucht werden.

Die Bedeutung der vestibulär evozierten myogenen Potenziale (VEMPs) als Instrumente zur Messung der Funktion der Otolithenorgane wurde 1992 von Colebatch und Halmagyi erkannt.

Zunächst wurden die zervikalen VEMPs (c-VEMPs) als Funktionsprüfung des Sakkulus beschrieben.

Dann folgte die Erkenntnis, dass die okulären VEMPs (o-VEMPs) – vermutlich – die Funktion des Utrikulus repräsentieren. Bis heute ist nicht unumstritten, ob die Messung der o-VEMPs tatsächlich exklusiv seitengetrennt die Utrikulusfunktion erfassen kann, ein Einfluss des Sakkulus auf die Messergebnisse wird aktuell noch diskutiert.

9.2   Definition

9.2.1   c-VEMPs

Zervikal vestibulär evozierte myogene Potenziale (c-VEMPs) lassen sich nach einer einseitigen akustischen Stimulation mittels Elektromyographie am Musculus sternocleidomastoideus der gleichen Seite nachweisen. Der Nachweis von c-VEMPs wird als Beleg für eine vorhandene Funktion des Sakkulus angesehen.

❯ **c-VEMPs: Einseitige akustische Stimulation führt zu einer Antwort am homolateralen Musculus sternocleidomastoideus.**

Als Reiz hat sich ein niederfrequentes Burst-Signal (500 Hz) etabliert, andere Reizformen sind aber auch möglich. Bei dem c-VEMPs handelt es sich um ein inhibitorisches Potenzial, d. h. der zu untersuchende Muskel muss eine Vorspannung aufweisen. Es ist für eine verlässliche Diagnostik zu empfehlen, diese muskuläre Vorspannung über einen zusätzlichen EMG-Kanal zu messen und durch Feedback-Verfahren an den Probanden zurück zu signalisieren. Hier hat sich eine einfache Ampeldarstellung (rot = zu niedrige oder zu hohe Vorspannung, grün = richtige Vorspannung) bewährt. Für die Vorspannung liegen altersabhängige Normwerte vor.

Am gegenseitigen Musculus sternocleidomastoideus lassen sich ggf. so genannte cross-over-Potenziale messen, deren diagnostische Bedeutung allerdings bislang noch nicht aufgeklärt sind.

Die eigentlichen c-VEMPs bestehen aus einem initialen Signal mit positivem Ausschlag bei etwa 13 ms (p13), gefolgt von einem Signal mit negativem Ausschlag bei etwa 23 ms (n23). Die nachfolgenden Signale (n34, p44) sind kochleären Ursprungs, sagen also nichts über die Funktion des Sakkulus aus. Bei Taubheit sind die n34- und p44-Potenziale nicht vorhanden, während bei erhaltener Funktion des Sakkulus die p13- und n23-Potenziale nachweisbar sind. Die c-VEMP-Messung ermöglicht also auch die Objektivierung einer behaupteten Taubheit bzw. deren Ausschluss.

> ❯ c-VEMPs bestehen nach einseitiger akustischer Reizung aus einem ersten inhibitorischen (p13) und einem zweiten exzitatorischen Potenzial (n23) am homolateralen Musculus sternocleidomastoideus.

9.2.2 o-VEMPs

Okulär vestibulär evozierte myogene Potenziale (o-VEMPs) lassen sich nach einer einseitigen akustischen Stimulation an den unteren Augenmuskeln (Musculus rectus inferior, Musculus obliquus inferior) **auf der Gegenseite nachweisen**. Es handelt sich hier um ein exzitatorisches Potenzial, d. h. das erste Potenzial ist nach üblicher Nomenklatur negativ. Dieses Potenzial hat eine Latenzzeit um 10 ms (n10) und wird gefolgt von einem positiven, also inhibitorischen Potenzial um 15 ms (p15). Der Nachweis von o-VEMPs spricht für eine regelrechte Funktion des Utrikulus.

Vermutlich leistet der oberflächlicher gelegene Musculus obliquus inferior den größten bzw. größeren Anteil zu diesen Potenzialen.

Auch durch Vibration ist eine Auslösung von o-VEMPs möglich. Eine vibratorische Reizung an der Stirnmitte führt folglich zu bilateralen o-VEMP-Antworten.

> ❯ o-VEMPs bestehen nach einseitiger akustischer Reizung aus einem ersten exzitatorischen (n10) und einem zweiten inhibitorischen Potenzial (p15) an den kontralateralen unteren Augenmuskeln.

9.3   Methode

Die Messung der VEMPs verlangt als Hardware nach einer BERA-Messeinrichtung. Hierzu bieten die meisten Hersteller Zusatzmodule an.

Das Grundprinzip besteht aus einer akustischen Stimulation von Sakkulus (c-VEMPs) oder Utrikulus (o-VEMPs) über einen Luft- oder Knochenleitungshörer (»air-conducted sound stimulation« bzw. »bone-conducted vibration«) sowie der Messung von Reizantworten an der jeweiligen Zielstruktur. Alternativ kann die Reizung auch über ei-

nen Vibrator erfolgen – die verfügbaren Modelle sind aber für den praktischen Einsatz noch wenig geeignet.

9.3.1   c-VEMPs

Die akustische Reizung erfolgt typischerweise über Luftleitung mittels eines Kopfhörers, wie er auch bei der klassischen Audiometrie Verwendung findet. Alternativ sind auch Knochenleitungsmessungen möglich. Bei bestehender Schallleitungsschwerhörigkeit (vorheriges Tonschwellenaudiogramm ist also obligat) lassen sich c-VEMPs in aller Regel nicht registrieren, zumal die handelsüblichen BERA-Geräte nur Reizpegel bis 100 dB zulassen.

Zur Erfassung der myogenen Potenziale werden zwei Oberflächenelektroden (Klebelektroden) auf den homolateralen Musculus sternocleidomastoideus aufgebracht. Um c-VEMPs ableiten zu können, muss der Musculus sternocleidomastoideus in eine Vorspannung gebracht werden. Das Ausmaß dieser Vorspannung lässt sich durch eine zusätzliche elektromyographische Messung erfassen. Hierzu sind zwei weitere Klebeelektroden erforderlich.

Die eigentliche Messung beruht auf einer Mittelung von mehreren akustischen Reizen (im zwei- bis niedrig dreistelligen Bereich). Bei den Reizen handelt es sich üblicherweise um niederfrequente Ton-Bursts. Als ideal gilt eine Frequenz um 500 Hz. Die Reizantwort ist abhängig von

- muskulärer Vorspannung,
- Alter,
- Frequenz,
- Reizpegel.

9.3.2   o-VEMPs

o-VEMPs können sowohl über eine akustische als auch eine vibratorische Reizung ausgelöst werden. Die akustische Reizung (um etwa 100 dB) stellt hierbei aktuell das Standardverfahren dar. Bei homolateraler akustischer Reizung lassen sich o-VEMPs kontralateral registrieren, bei vibratorischer Reizung in der Mittellinie sind o-VEMPs bilateral nachweisbar. Die Registrierung von o-VEMPs ist störungsanfälliger als die von c-VEMPs, da die

Walther LE, Hörmann K, Pfaar O (2010) Die Ableitung zer-
    vikaler und okulärer vestibulär evozierter myogener
    Potenziale. Teil 1: Anatomie, Physiologie, Methodik und
    Normalbefunde. HNO 58:1031–1045
Walther LE, Hörmann K, Pfaar O (2010) Die Ableitung zer-
    vikaler und okulärer vestibulär evozierter myogener
    Potenziale.Teil 2: Einflussfaktoren, Bewertung der Befun-
    de und klinische Bedeutung. HNO 58:1129–1144

9

Praktisches Vorgehen bei der Diagnostik von Gleichgewichtsstörungen

Michael Reiß, Gilfe Reiß

M. Reiß, G. Reiß, *Gleichgewichtsdiagnostik*,
DOI 10.1007/978-3-662-45325-4_10, © Springer-Verlag Berlin Heidelberg 2015

10.1   Allgemeines Vorgehen

Bei der Diagnostik sollte einfachen Untersuchungsverfahren der Vorzug gegeben werden, bevor auf spezielle Untersuchungen zurückgegriffen wird. Anamnestische Hinweise sind hierbei richtungsweisend. Unter Berücksichtigung der Besonderheiten kann eine Schwindeldiagnostik rationell hinsichtlich Zeit, Aufwand und Kosten erfolgen. Im Vordergrund steht zunächst die Unterscheidung zwischen physiologischem und pathologischem Schwindel sowie zwischen vestibulärem (systematischem) und nichtvestibulärem (unsystematischem) Schwindel.

Die Abfolge der einzelnen Untersuchungsverfahren richtet sich nach dem Zustand des Patienten und der Verdachtsdiagnose. Verschiedene Autoren bevorzugen bei der vestibulären Diagnostik die Trennung zwischen vestibulärer Basis- und Spezialdiagnostik sowie weiterführender Diagnostik:

- Vestibuläre Basisdiagnostik (orientierende Untersuchungen): Erhebung der Schwindelanamnese, Suche nach einem Spontannystagmus (SPN) mit der Frenzel-Brille, Kopfimpulstest (KIT), Romberg-Stehversuch, Unterberger-Tretversuch, Lage- und Lagerungsprüfung.
- Spezialdiagnostik (experimentelle Untersuchungen): thermische Prüfung mittels Videonystagmographie (VNG), Video-Kopfimpulstest (v-KIT), Otolithendiagnostik, Audiometrie (die Reihenfolge richtet sich nach der Dauer der Nachwirkungen und der Provokation vegetativer Symptome).
- Weiterführende Untersuchungen: Labordiagnostik, Ausschluss einer sekundären Autoimmunerkrankung des Innenohrs, Serologie.

Zur Diagnostik gehört selbstverständlich auch die Otoskopie bzw. Ohrmikroskopie sowie die HNO-Spiegeluntersuchung.

> **Die wichtigsten diagnostischen Instrumente sind die Anamnese und die klinische Untersuchung.**

Die orientierenden Untersuchungen dienen nicht nur zur Komplettierung der Diagnostik, sondern sind auch hilfreich bei der Bewertung messtechnischer Befunde.

Zunächst erfolgt immer die Suche nach einem SPN und anschließend wird anhand entsprechender Manöver (Kopfschütteln, Lagerungsprüfung, patientenspezifische schwindelauslösende Kopf- und Körperpositionen) nach einem Provokationsnystagmus gefahndet. Der klinische KIT und die Untersuchung der Augenposition beim Geradeausblick sind für die weitere Diagnostik als orientierende Untersuchungsverfahren richtungsweisend. Vestibulospinale Tests werden zur Objektivierung und Bestätigung der vermuteten Seite einer peripheren Schädigung unter Berücksichtigung der Nystagmusrichtung oder bei einer ungerichteten Fallneigung oder einer Fallneigung nach hinten herangezogen.

Die quantitativen Untersuchungsverfahren schließen sich an: Hier steht an erster Stelle die Untersuchung des vestibulookulären Reflexes (VOR): videonystagmographische Aufzeichnung des SPN, der v-KIT, die thermische Prüfung und Otolithenfunktionsprüfungen.

Differenzierte Dreistufendiagnostik
Eine solche differenzierte Dreistufendiagnostik der einzelnen Rezeptoren umfasst:
Zunächst können zur Topodiagnostik im Sinne eines Screenings der v-KIT des horizontalen VOR (h-VOR) und die zervikal vestibulär evozierten myogenen Potenziale (c-VEMP) (500 Hz) erfolgen.
Frequenzspezifische Untersuchungen werden als nächstes durchgeführt: thermische Prüfung, v-KIT der anderen Bogengänge, c-VEMP und okulär vestibulär evozierte myogene Potenziale (o-VEMP) (z. B. 250–4000 Hz).
Weitere spezielle diagnostische Tests können ergänzend die Diagnostik komplettieren (z. B. Dreh- und Drehpendelprüfungen) (◨ Tab. 10.1).

> **Der kalorische Test analysiert niederfrequente unphysiologische Stimuli. Rotatorische Tests erfassen dagegen mittelfrequente und der KIT höherfrequente und damit physiologische Stimuli.**

◘ Tab. 10.1 Rezeptorspezifische Untersuchungsmöglichkeiten des Labyrinths (nach Walther)

	Rezeptor	1. Stufe (Screening)	2. Stufe	3. Stufe
Bogengänge	Horizontaler Bogengang	v-KIT (horizontal)	Thermische Prüfung Dynamische Sehschärfe Vibration	Drehprüfungen Drehpendelprüfung
	Vorderer Bogengang	v-KIT (anterior)	Dynamische Sehschärfe (anterior)	
	Hinterer Bogengang	v-KIT (posterior)	Dynamische Sehschärfe (posterior)	
Otolithen	Sakkulus	500 Hz c-VEMP (Luftleitung)	250–4000 Hz c-VEMP (Luftleitung)	Schaumstoff-Posturographie Tandem-Gang
	Utrikulus	500 Hz o-VEMP (Luftleitung/Knochenleitung)	250–4000 Hz o-VEMP (Luftleitung/Knochenleitung)	Head Heave Test Exzentrische Rotation Wendetest

❶ Cave

Kein »Test« kann alle funktionellen Anteile der zu prüfenden Rezeptoren erfassen. Daher gibt es kein »bestes« Testverfahren.

10.2 Vorgehen beim akuten (Notfall) Schwindel

Zunächst muss jeder akute Schwindel mit oder ohne Störung des VOR als potenzielle zentrale Störung gewertet werden. Aufgrund der Möglichkeit eines Schlaganfalls ist es wichtig, eine zentrale Störung in der Akutphase eines Schwindels auszuschließen. Daneben müssen nichtvestibuläre wie z. B. kardiovaskuläre Ursachen berücksichtigt werden. Gleichzeitig müssen die Vitalparameter erfasst und gesichert werden.

Zur Diagnostik bietet sich ein pragmatisches Vorgehen anhand eines Stufenschemas an (»HINTS« – »head impulse test – nystagmus – skew deviation«), wenn keine nichtvestibuläre Ursache vorliegt. Auch spricht das Vorliegen von Ohrsymptomen eher für einen peripher-vestibulären Schwindel.

Es müssen die folgenden Fragen geklärt werden (◘ Tab. 10.2):

1. Sind bei dem klinischen KIT für den h-VOR reproduzierbar nachweisbare Rückstellsakkaden erkennbar (positiver klinischer KIT)?

2. Liegen Augenbewegungsstörungen bzw. Nystagmus vor?

3. Liegt eine Fehlstellung der Augenachsen (vertikale »Schielstellung«, »skew deviation«) vor?

Sprechen »HINTS« und weitere Kriterien (Fixationssuppression, keine Blickfolgesakkadierung) nicht für eine zentrale Ursache, so ist eine periphere sehr wahrscheinlich (vgl. die folgende Übersicht und ▸ Abschn. 8.4).

> **Differenzialdiagnostische klinische Kennzeichen einer zentral bedingten vestibulären Störung**
> - Unsystematischer Schwindel
> - Deutliche Diskrepanz zwischen der Nystagmusintensität und dem subjektiven Schwindelgefühl
> - Vertikaler oder rein torsioneller Nystagmus
> - Blickrichtungs- oder regelloser Nystagmus
> - Kleine dysrhythmische Nystagmusschrift
> - Keine Fixationssuppression
> - Störungen der langsamen Blickmotorik: sakkadierte langsame Augenfolgebewegungen
> - Lagenystagmus, der über 2 min dauert
> - Weitere neurologische Symptome: Kopfschmerzen, Sehstörungen, Schluckstörungen

◘ Tab. 10.2 Klinisches Stufenvorgehen bei akutem Schwindel (Kombination von drei Screeningverfahren als »HINTS«) sowie ergänzende Maßnahmen

1. KIT	Durchführung des klinischen KIT für den h-VOR.	Sind Rückstellsakkaden erkennbar (positiver klinischer KIT), so spricht dies in den meisten Fällen für eine periphere Vestibulopathie (z. B. eine akute Neuritis vestibularis)
2. Suche nach Augenbewegungsstörungen und Nystagmus	Mittels Fixationssuppression und Frenzel-Brille	Abgrenzung eines peripheren SPN von einem zentralen Fixationsnystagmus
	Blickrichtungsnystagmen (entgegen der Richtung eines SPN) und vertikale SPN	Werden in der Regel zentral generiert und sind demnach Ursache einer zentralen Vestibulopathie
	Untersuchung auf eine Blickfolgesakkadierung	Blickfolgesakkadierung spricht für eine zentrale Störung
3. Suche nach Fehlstellung der Augenachsen (»skew deviation«)	Abdecktest	»Skew deviation« spricht für eine zentrale Störung

10.3 Diagnostisches und apparatives Vorgehen bei einzelnen Krankheitsbildern

10.3.1 Benigner paroxysmaler Lagerungsschwindel (BPLS)

Der relativ häufige BPLS (»benign paroxysmal positioning vertigo«, »canalolithiasis«) ist ein durch Kopfbewegungen in der betroffenen Bogengangsebene induzierter 10–30 s dauernder Drehschwindel. Der BPLS des posterioren Bogengangs (p-BPLS) tritt mit 75 % weitaus öfter auf als der des horizontalen Bogengangs (l-BPLS) mit 20 % oder der des vorderen (a-BPLS) mit 5 %.

Beim BPLS kann sich das Partikelkonglomerat im Endolymphsystem (Kanalolithiasis) oder selten auf der Kupula (Kupulolithiasis) befinden.

Man kann drei Formen des BPLS unterscheiden:
- Idiopathischer BPLS: betrifft vorwiegend jüngere Altersgruppen
- Degenerativ bedingter BPLS: kommt im höheren Lebensalter vor (im Alter nimmt die Wahrscheinlichkeit zu, dass sich Partikel ablösen können), Häufigkeit eines BPLS im 8. Dezenium bis 10 %
- Symptomatischer BPLS: nach einer Neuritis vestibularis, einem Morbus Menière oder nach Kopfanpralltraumen (posttraumatischer BPLS)

Typische Auslöser des BPLS sind Hinlegen oder Aufrichten im Bett, Kopf- bzw. Körperseitlagerung zum betroffenen Ohr, auch Bücken, Kopfreklination beim Hochschauen sowie Arbeiten über Kopf oder Neigung des Kopfes nach vorne. Bei Auslösung des BPLS im Stehen kann es zur Fallneigung kommen. Nach einer kurzen Latenz von Sekunden resultiert eine kurze Drehschwindelattacke mit einem gleichzeitig rotatorischen Lagerungsnystagmus in Form eines Crescendo/Decrescendo-Verlaufs. Der Schwindel wird als drehende oder kippende Bewegungsillusion beschrieben.

Die Diagnose lässt sich meistens aufgrund der typischen Anamnese, d. h. kurzdauernder Drehschwindel (wiederholte Lagewechsel führen zu einer vorübergehenden Abschwächung) beim Umdrehen (»der Drehschwindel tritt nur auf, wenn ich mich auf die rechte Seite lege«) oder Aufrichten im Bett, und des klinischen Befundes stellen. Andere Beschwerden während einer Attacke sind Oszillopsien und vegetative Symptome, d. h. Übelkeit, Tachykardie und Schwitzen.

Für die Diagnostik der Störung des jeweiligen Bogengangs gibt es definierte Lagerungsmanöver bzw. spezifische Nystagmusreaktionen:
- Hinterer Bogengang (p-BPLS) – Dix-Hallpike-Manöver (im Sitzen bei 45° gedrehtem Kopf Lagerung auf den Rücken): torsionell-linearer Nystagmus mit Upbeat-Komponente in das

erkrankte, unten liegende Ohr (geotrop), beim Wiederaufrichten Umkehr
- Horizontaler Bogengang (h-BPLS) – »supine roll test« (in Rückenlage: schnelles Drehen des Kopfes um 90° zur Seite) oder komplette Kopf-Körper-Drehung: horizontal, stärker in das betroffene Ohr (unten liegendes Ohr: typischer h-BPLS; oben liegendes Ohr: atypischer h-BPLS - Kupulolithiasis)
- Vorderer Bogengang (a-BPLS) – Dix-Hallpike-Manöver: torsionell-linearer Nystagmus mit Downbeat-Komponente in das erkrankte, oben liegende Ohr (ageotrop), beim Wiederaufrichten Umkehr

Die Lagerungsmanöver sollte zuerst für den rechten hinteren Bogengang durchgeführt werden. Bei Wiederholung der Manöver muss beachtet werden, dass sich die Reaktion abschwächt.

Eine Bogengangsdiagnostik ist trotz der meist richtungsweisenden Lagerungsmanöver erforderlich. So kann damit eine bereits vorbestehende Asymmetrie des VOR z. B. als Folge einer zurückliegenden Neuritis vestibularis nachgewiesen werden. Die thermische Prüfung sollte hierbei erst nach den Lagerungsmanövern erfolgen.

Diese Diagnosekriterien müssen vorliegen
- Spezifischer Nystagmus in Abhängigkeit vom betroffenen Bogengang.
- Latenz: Der Nystagmus beginnt nach Einnahme der Kopfposition mit einer Latenz von wenigen Sekunden (5–15 s). Er nimmt rasch zu und dann langsam wieder ab (Crescendo – Decrescendo).
- Kurze Dauer, nie länger als 1 min (bei der Kupulolithiasis auch länger).
- Nystagmusumkehr: Nach Aufrichten des Patienten kann ein Nystagmus geringerer Intensität auftreten, der in die entgegengesetzte Richtung schlägt.
- Ermüdbarkeit: Mit wiederholter Lage nimmt die Intensität von Schwindel und Nystagmus ab.

Bestehen trotz korrekter Lagerungsmanöver weiterhin Drehschwindelattacken, so sind differenzialdiagnostisch vor allem die folgenden Krankheitsbilder in Betracht zu ziehen:
- ein zentraler Lagenystagmus, welcher selten ist
- BPLS eines anderen Bogenganges
- zentrale infratentorielle Schädigungen, die einen BPLS imitieren (sind sehr selten).

10.3.2 Akute Neuritis vestibularis

Bei der akuten Neuritis vestibularis handelt es sich um einen plötzlichen einseitigen Ausfall bzw. eine Schädigung des Vestibularorgans. Synonyme sind Neuropathia vestibularis, akute periphere Vestibulopathie, Neuronitis vestibularis, plötzlicher vestibulärer Funktionsausfall, akuter einseitiger (partieller) Vestibularisausfall, akute isolierte Vestibularisstörung, Hemiplegia vasogenica vestibularis oder Neurolabyrinthitis.

Pathogenetisch sind für die akute Neuritis vestibularis verschiedene Hypothesen aufgestellt worden. Bislang ist die Ursache nicht überzeugend aufgeklärt worden: 1. eine vaskuläre, 2. eine virale und 3. eine anatomische bzw. mechanische.

Typisch für eine akute Neuritis vestibularis ist der ausgeprägte horizontalrotierende SPN zur Gegenseite, eine Fallneigung und Gangabweichung zur erkrankten Seite sowie die vegetativen Symptome Übelkeit und Erbrechen.

Derzeit können mittels moderner Funktionsprüfungen, d. h. v-KIT, c-VEMP (Sakkulus) und o-VEMP (überwiegend Utrikulus), drei verschiedene Formen der Störung differenziert werden (▶ Abschn. 9.6):
- Schädigung der Pars superior: Rezeptoren des horizontalen und vorderen Bogengangs, des Utrikulus sowie den entsprechenden neuralen Strukturen – Diagnose durch Prüfung des horizontalen VOR (thermische Prüfung) und o-VEMP.
- Schädigung der Pars inferior: Rezeptoren des hinteren Bogengangs und Sakkulus – Diagnose durch Prüfung des hinteren VOR (also nicht durch die thermische Prüfung oder den horizontalen v-KIT) und c-VEMP. Es ist meistens

sowohl eine normale thermische Erregbarkeit als auch ein regelrechter KIT bei der Prüfung des horizontalen VOR beiderseits nachweisbar. Somit treffen die Diagnosekriterien und auch die Klinik der »Neuritis vestibularis« für die Neuritis des N. vestibularis inferior mit Störung des hinteren Bogengangs und des Sakkulus nicht zu.

- Vollständige peripher-vestibuläre Störung: Pars superior und inferior (akute Neuritis vestibularis superior et inferior).

Am häufigsten ist die Störung der Pars superior, welche man auch mit der thermischen Prüfung erfassen kann. Bei allen drei Subtypen können partielle und vollständige Störungen auftreten.

Bei der Neuritis vestibularis ist in der Erholungsphase der hochfrequente h-VOR oft noch pathologisch, während der niederfrequente Arbeitsbereich nicht mehr beeinträchtigt ist. Beim Morbus Menière ist dagegen die thermische Prüfung pathologisch (niederfrequenter Arbeitsbereich des h-VOR), wohingegen der v-KIT (hochfrequenter Arbeitsbereich des h-VOR) normal ist. Es wurde für die Neuritis vestibularis auch nachgewiesen, dass sich während der Regeneration die Otolithenfunktion früher zurückbildet als beim h-VOR.

Differenzialdiagnostisch muss eine zentral-vestibuläre Störung (Durchführung von »HINTS«) und eine lang dauernde Drehschwindelattacke (z. B. bis zu 24 h) beim Morbus Menière beachtet werden. Es kann vor allem Probleme bereiten, wenn ein lang andauernder Menière-Anfall erstmals auftritt, vor allem wenn andere Symptome fehlen. Eine eindeutige bzw. sichere Differenzierung ist in der Akutphase nicht möglich. Der Richtungswechsel des Nystagmus im Verlauf kann für einen Morbus Menière sprechen.

10.3.3 Morbus Menière

Bei dem Morbus Menière handelt es sich um eine rezidivierende idiopathische Erkrankung des Innenohrs, die mit einem Endolymphhydrops assoziiert ist. Für einen Morbus Menière gelten die folgenden diagnostischen Kriterien der American Academy of Otolaryngology & Head and Neck Surgery (AAO-HNS):

- zwei oder mehr Schwindelanfälle von mindestens 20 min Dauer
- nachgewiesene Hörminderung bei mindestens einer Untersuchung
- Tinnitus und Ohrdruck auf dem betroffenen Ohr
- der Ausschluss anderer Ursachen

Heute wird allgemein akzeptiert, dass eine Zunahme der Endolymphflüssigkeit in Form des endolymphatischen Hydrops das pathophysiologische Korrelat bei einem Morbus Menière ist. Allerdings führt nicht jede Homöostasestörung zum klinischen Bild eines Morbus Menière. Jedoch kann die Diagnosesicherung des endolymphatischen Hydrops mittels Elektrokochleographie, Glyzerol- bzw. Dehydratationstest oder mittels Magnetresonanztomographie (MRT) nach Gadoliniumgabe erfolgen.

Im Frühstadium der Erkrankung kommt es nach einem Schwindelanfall zu einer Rückbildung der Symptome. In der Funktionsdiagnostik sind dann keine Störungen mehr nachweisbar. Klinisch kann in diesem Fall von einem möglichen Morbus Menière ausgegangen werden. In diesem Krankheitsstadium muss sich die Diagnosestellung daher vor allem auf die Anamnese stützen. Es müssen somit verschiedene Krankheitsbilder differenzialdiagnostisch weiter abgegrenzt werden:

- Akute Neuritis vestibularis: Schwindel länger als 24 h
- BPLS: Schwindelepisode nicht länger als 1 min, Auslösefaktoren, keine Hörminderung, kein Tinnitus
- Vestibuläre Migräne: Trias kann ebenfalls auftreten, zentrale Okulomotorikstörungen, andere neurologische Symptome, Kopf- und Nackenschmerzen, normale VEMP-Befunde, ggf. probatorische Therapie mit Betarezeptorenblocker, Valproinsäure oder Topiramat
- Vestibularisparoxysmie: kann ebenfalls mit Tinnitus und Hörminderung auftreten, Schwindel von Sekunden- bis Minutendauer
- Vertebrobasiläre Insuffizienz; multiple Sklerose: zusätzliche Hirnstammzeichen, zentral-vestibuläre Funktionsstörungen

- Perilymphfistel: Provokation, Computertomographie (CT), Verlauf
- Cogan-I-Syndrom: zusätzliche Augenzeichen

10.3.4 Bilaterale Vestibulopathie

Die beidseitige Vestibularisstörung (Synonyme: Autoimmun-Vestibulopathie, doppelseitiger Labyrinthausfall, bilaterale Vestibulopathie, »bilateral weakness«) ist multifaktoriell bedingt. Es liegt eine Funktionsstörung des befallenen Bogengangs auf beiden Seiten vor. Häufige Ursachen sind ototoxische Medikamente (Aminoglykoside), ein bilateraler Morbus Menière, eine beidseitige otobasale Fraktur oder eine Meningitis. Meist sind ein oder mehrere Bogengänge auf beiden Seiten betroffen. Leitsymptome sind wegen der beiderseitigen Störung des VOR Oszillopsien mit Sehstörungen bei Kopfbewegungen und beim Gehen (Beeinträchtigung der Blickstabilisierung), Gangunsicherheit in der Dunkelheit und auf unebenem Gelände sowie Störungen des räumlichen Sehens. Es handelt sich um eine seltene, aber oft nicht diagnostizierte Gleichgewichtsschädigung.

Thermisch ist die Erregbarkeit beidseits vermindert oder nicht nachweisbar. Bei einem kompletten Ausfall auf beiden Seiten zur gleichen Zeit tritt kein SPN und auch kein Lage- oder Lagerungsnystagmus auf. Wenn der vollständige Ausfall nicht auf beiden Seiten gleichzeitig auftritt, dann erscheint durch die zentrale Tonusdifferenz ein SPN (Bechterew-Nystagmus), der kontralateral zu dem zuletzt ausgefallenen Labyrinth gerichtet ist.

❯ **Bei der bilateralen Vestibulopathie ist die thermische Erregbarkeit beidseits vermindert oder nicht nachweisbar. Bei einer Tonussymmetrie besteht kein SPN und bei einer Tonusasymmetrie kann sich auch ein SPN zeigen.**

10.3.5 Dehiszenzsyndrom

Bei einem Dehiszenzsyndrom (»superior semicircular canal dehiscence syndrome«) fehlt dem oberen (> 80 %) oder selten den anderen beiden Bogengängen (je < 10 %) ein Teil der knöchernen Bedeckung, so dass ein »mobiles« drittes Innenohrfenster entsteht (innere Perilymphfistel). Es handelt sich um ein seltenes, aber differenzialdiagnostisch wichtiges Krankheitsbild.

Symptome sind wiederholte Dreh- oder Schwankschwindelattacken mit Oszillopsien, welche durch laute Töne (Tullio-Phänomen) oder Änderungen des intrakraniellen Drucks oder Mittelohrdrucks (Husten und Pressen) ausgelöst werden. Auch können Hörstörungen auftreten. Differenzialdiagnostisch muss es vor allem von einer Vestibularisparoxysmie und auch von einem Morbus Menière abgegrenzt werden.

Bei intensiver akustischer Reizung kommt es zu Schwindel mit Nystagmen und zu ipsiversiven Kopfbewegungen. Auch beim Valsalva-Versuch kann es zu Schwindelbeschwerden kommen. Die Nystagmen können hierbei mittels VNG objektiviert werden. Auch berichten viele Patienten bei entsprechender Provokation über eine Autophonie bzw. eine verstärkte Wahrnehmung körpereigener Geräusche. Audiometrisch kann eine (Pseudo-) Schallleitungsstörung (bei 250–500 Hz) im niederfrequenten Bereich nachgewiesen werden, so dass das Krankheitsbild von einer Otosklerose abzugrenzen ist. Bei dem klinischen und dem v-KIT kommt es in der Ebene des betroffenen Bogengangs ggf. zu einer pathologischen Rückstellsakkade. VEMP-Untersuchungen zeigen auf dem erkrankten Ohr verminderte Reizschwellen und erhöhte Amplitudenkomplexe im Vergleich zum Gegenohr bzw. gesunden Probanden. O-VEMP sind im Vergleich zu Gesunden auch noch im Hochfrequenzbereich nachweisbar (VEMP-Multifrequenzanalyse mit z. B. 100–4000 Hz). Der Nachweis einer Dehiszenz oder einer nur sehr dünnen Knochenbedeckung (»Beinahe-Dehiszenz«) erfolgt letztendlich mit einer hochauflösenden CT der Otobasis im Bereich des Labyrinths.

❯ **Die Diagnose eines Dehiszenzsyndroms wird auf der Grundlage der Klinik, der Funktionstests und der CT gestellt. Bei einem computertomographischen Nachweis einer Dehiszenz ohne entsprechende vestibuläre Symptomatik und ohne Hörstörung liegt kein klinisch relevantes, behandlungsbedürftiges Krankheitsbild vor.**

◘ Tab. 10.3   Wertigkeit der diagnostischen Möglichkeiten bei der Differenzialdiagnose ausgewählter vestibulärer Krankheitsbilder

Krankheitsbild	Anamnese	Klinische Untersuchung	Apparative rezeptor-spezifische Diagnostik	Bogengangs-Diagnostik*	Bildgebung
BPLS	++++	++++	++	+	+
Akute Neuritis vestibularis	++++	++++	+++	++++	++
Morbus Menière	++++	++++	+++	++++	++
Bilaterale Vestibulo-pathie	++++	++++	++++	++++	++
Dehiszenzsyndrom	++++	+++	++++	++	++++
Vestibularisschwan-nom	++++	++	+++	++++	++++

* kalorische Prüfung und v-KIT

10.3.6 Vestibularisschwannom

Das Vestibularisschwannom (»Akustikusneurinom«) geht von den Schwann-Zellen des N. vestibulocochlearis aus. Die Pars vestibularis inferior ist mit ca. 80 % häufiger betroffen als die Pars vestibularis superior mit ca. 20 % und der N. cochlearis mit 1 %. Symptome sind Hörverlust (90 %), Tinnitus (60 %) und Schwindel (46–70 %).

Das Primärsymptom kann eine akute Hörstörung sein, welche sich als »Hörsturz« äußert. Akute vestibuläre Symptome sind dagegen selten. Im Verlauf des Tumorwachstums kann es zur vestibulären Kompensation kommen, so dass dem Symptom Schwindel eine eher untergeordnete Rolle zukommt.

Die thermische Prüfung ist beim Vestibularisschwannom meistens pathologisch. Dagegen kann der hochfrequente Bereich des h-VOR im v-KIT noch normal sein.

Die Wertigkeit der apparativen Verfahren bei der Diagnostik der genannten Krankheitsbilder ist noch einmal in ◘ Tab. 10.3 zusammengestellt.

10.3.7 Weitere Krankheitsbilder

Neben den bereits genannten Krankheitsbildern müssen die folgenden Schwindelformen bzw.

Krankheitsbilder in die Differenzialdiagnose einbezogen werden:

- Zoster oticus: In Kombination mit herpetiformen Effloreszenzen im Ohrbereich kommt Schwindel in etwa 75 % der Fälle vor; Beschwerdebeginn mit uncharakteristischen, subjektiven Beschwerden (Ohren- und Kopfschmerzen, Schwindel); akute Symptomatik entspricht der einer akuten Neuritis vestibularis.
- Labyrinthfistel bei Cholesteatom: rezidivierende Otorrhoe, einseitiger Hörminderung, Stimmgabelversuch nach Weber und Rinne sowie ein positives Fistelsymptom.
- Traumatische Labyrinthausfälle bei Schädel-Hirn-Traumata mit Felsenbeinfraktur.
- Vestibularisparoxysmie: Gefäß-Nerven-Kontakt des 8. Hirnnerven (neurovaskuläre Interaktion).
- Migräneschwindel: vestibulo-kochleäre Attacken (vestibuläre Migräne) oder Schwindelattacken mit Hirnstammsymptomen (Basilarismigräne).
- Psychogener Schwindel: Krankheitskomplex mit Schwindelsymptomen unterschiedlicher Qualität und daraus resultierende Beeinträchtigungen der Alltagsaktivitäten ohne objektivierbare organpathologische Befunde.

Literatur

Brandt T (2003) Vertigo: its multisensory syndromes, 2. Aufl. Springer, London

Brandt T, Dieterich M, Strupp M (2013) Vertigo – Leitsymptom Schwindel, 2. Aufl. Springer, Berlin Heidelberg

Eggers SDZ, Zee DS (Hrsg) (2010) Vertigo and imbalance: clinical neurophysiology of the vestibular system. Elsevier, Amsterdam

Ernst A (2010) Diagnostik des vestibulären Systems. In: Strutz J, Mann W (Hrsg) Praxis der HNO-Heilkunde, Kopf- und Halschirurgie. Thieme, Stuttgart, S 54–69

Plontke SK, Walther LE (2014) Differenzialdiagnose »Schwindel«. Laryngorhinootologie 93:543–571

Reiß M (Hrsg) (2009) Facharztwissen HNO-Heilkunde. Springer, Berlin Heidelberg

Reiß M, Reiß G (2010) Therapie von Schwindel und Gleichgewichtsstörungen, 2. Aufl. Uni-Med, Bremen

Scherer H (1997) Das Gleichgewicht, 2. Aufl. Springer, Berlin Heidelberg

Walther LE (2013) Anwendung neuer Diagnostik beim Symptom Schwindel. Differenzierte vestibuläre Funktionsanalyse. HNO 61:730–737

Walther LE, Wenzel A (2014) Aktuelle Aspekte bei Schwindel und Gleichgewichtsstörungen. Forum Hals-, Nasen- Ohrenheilkunde 16:35–42

Serviceteil

Stichwortverzeichnis – 138

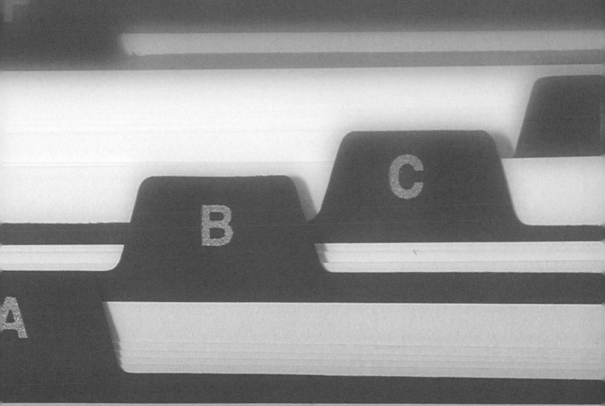

M. Reiß, G. Reiß, *Gleichgewichtsdiagnostik*,
DOI 10.1007/978-3-662-45325-4, © Springer-Verlag Berlin Heidelberg 2015

Stichwortverzeichnis

Printing: Ten Brink, Meppel, The Netherlands
Binding: Ten Brink, Meppel, The Netherlands